自然人群出生队列建设思考与实践

主　编：

张　刚（四川省妇幼保健院·成都医学院附属妇女儿童医院
党委书记 主任医师 教授）

副主编：

王　刚（四川省妇幼保健院·成都医学院附属妇女儿童医院
副院长 主持行政工作 主任医师 教授）

刘伟信（四川省妇幼保健院·成都医学院附属妇女儿童医院
副院长 研究员 教授）

赵梓伶（四川省妇幼保健院·成都医学院附属妇女儿童医院
部长 副研究员）

张　华（重庆市人民医院 院长 主任医师）

邵晓珊（贵阳市妇幼保健院 院长 主任医师）

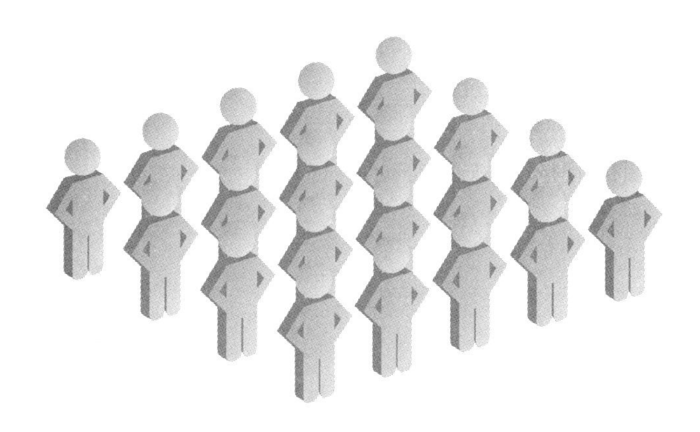

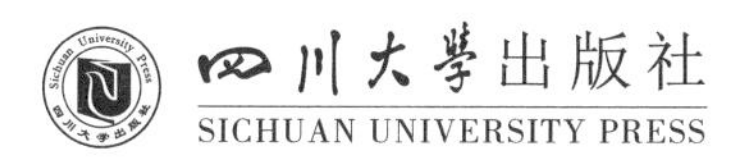

四川大學出版社
SICHUAN UNIVERSITY PRESS

项目策划：邱小平
责任编辑：许　奕
责任校对：张　澄
封面设计：墨创文化
责任印制：王　炜

图书在版编目（CIP）数据

自然人群出生队列建设思考与实践 / 张刚主编. 一成都 : 四川大学出版社, 2021.8
ISBN 978-7-5690-4852-0

Ⅰ. ①自… Ⅱ. ①张… Ⅲ. ①新生儿疾病－先天性畸形－预防（卫生）－研究 Ⅳ. ①R726.2

中国版本图书馆 CIP 数据核字 (2021) 第 152364 号

书名　自然人群出生队列建设思考与实践

主　　编	张　刚
出　　版	四川大学出版社
地　　址	成都市一环路南一段 24 号（610065）
发　　行	四川大学出版社
书　　号	ISBN 978-7-5690-4852-0
印前制作	四川胜翔数码印务设计有限公司
印　　刷	成都金龙印务有限责任公司
成品尺寸	170mm×240mm
印　　张	10
字　　数	200 千字
版　　次	2021 年 8 月第 1 版
印　　次	2021 年 8 月第 1 次印刷
定　　价	46.00 元

◆ 读者邮购本书，请与本社发行科联系。
电话：(028)85408408/(028)85401670/(028)86408023　邮政编码：610065
◆ 本社图书如有印装质量问题，请寄回出版社调换。
◆ 网址：http://press.scu.edu.cn

四川大学出版社
微信公众号

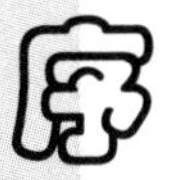

向未知求索，为未来向前

2012年，笔者在英国和挪威参观学习时，对其出生队列研究产生了很深的印象，尤其是英国布里斯托尔大学进行的雅芳河流域出生队列研究，该研究从1992年开始，政府每年资助3500万英镑，以该地区人群为背景，重点研究探讨地理环境与社会经济环境对妇女儿童健康的影响，极大地推动了当地儿童的健康成长。

笔者当时便想：我们国家每年新生儿1600余万，我们何不也在各地建立属于我们自己的、属于中国的出生队列？于是，2012年2月，我们正式启动了广州出生队列研究。因为有广州市妇女儿童医疗中心常年高居广州榜首的分娩量，新生儿科、儿童保健和各个儿童专科支持我们对孕产妇的整个孕产期、对儿童从新生儿至青少年期进行持续地追踪研究，我们能很好地从遗传、生物、环境和社会数据（包括一些具有重要公共卫生意义的数据）等角度开展长期的前瞻性研究。

但是，广州出生队列始终具有一定的地域局限性。近年来，国内各地也逐渐开展了不同的出生队列研究。西南出生队列是西南区域首个自然人群大型出生队列，主要覆盖四川、重庆、贵阳三地，并涵盖彝族、苗族、布依族等少数民族，短短三年的时间，已建立了2万人群的母一子队列，并首次建立西南区域自然人群出生队列生物样本库，极大地丰富了我国出生队列的多样性，特别是彝族与汉族人群对照研究，有利于探明人群分布特点及遗传与环境的交互作用。该项目主要由四川省妇幼保健院牵头，但实际上在四川省内就有15家机构共同参与，充分利用了三级妇幼卫生网络，建立了完善的课题协同创新机制。

受张刚书记的邀请，笔者曾参与西南出生队列项目的讨论，深刻地感受到这是一个怀揣梦想、有事业心、积极热情的团队。团队成员上下求索、无畏前行，才能在短时间获得如此显著的成果。今天，他们将整个追梦的历程凝练成本书，毫无保留地分享了西南出生队列建设的整个设计思路、研究方法、具体实施、质量控制以及生物样本库和数据平台的建设等，为正在建设或计划建设的自然人群队列研究提供一个很好的参考和借鉴。

一个人的一生是漫长的，但对于浩瀚的历史长河，却只是瞬息而已，队列的每一个数据、每一个样本抓拍了每一个瞬息，制成了一卷卷胶片，让我们可以在每一帧回放中抽丝剥茧、寻源解密，找到妇女儿童的健康未来。这就是出生队列最迷人的地方。

儿童健康是人类持续发展的前提和基础。出生队列研究是促进我国儿童健康事业的发展一个重要的手段，相信未来还会有更多的人参与进来，长期坚守和努力，共同守护我们的未来和希望。

广州市妇女儿童医疗中心
夏慧敏教授

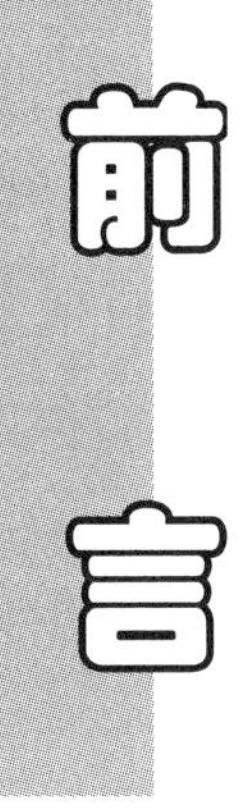

队列研究是人群研究中可信度较高的研究方法之一，具有病因学证据强、可获得人群基线资料、评估预防效果等不可比拟的优势。国内队列研究起步较晚，多数规模较小。国内首个队列于1974年建立，1981年建立首个专病队列，1983年建立首个自然人群队列，1999年启动首个死亡队列研究和母婴队列研究。

我国西南区域地貌差异大，地形复杂，人口众多，各地区社会经济情况各异，为多民族聚居地。2017年，四川大学作为项目发起单位，联合西南区域15家单位成功申报了国家科技部国家重点研发计划项目——西南区域自然人群队列研究，其中四川省妇幼保健院牵头在四川省、重庆市及贵州省范围内18家妇幼保健机构建立了多民族、多地区、可持续的大型自然人群出生队列。

本书通过总结国内外的队列建设经验，系统阐述了出生队列建设背景与意义、出生队列建设实践、出生队列生物样本库建设实践、出生队列数据平台建设等内容，使读者对出生队列建设有较为系统和深入的认识。另外，本书在编写时采用了多个实例和图表，使内容浅入深出，易于学习借鉴。

本书在国家重点研发计划项目支持下，在全体专家和研究团队的共同努力下得以成稿并出版，在此向参与本书编写的专家和对编写给予支持的相关人员表示衷心的感谢。

随着医学科学的进步和研究经验的不断积累，国内出生队列研究的内涵也在逐渐丰富和不断发展。本书作为自然人群出生队列研究论著中的初出茅庐者，内容难免存在疏漏甚至谬误，望有关专家和广大读者不吝指正，以便本书编者团队不断修正，充实有关内容。

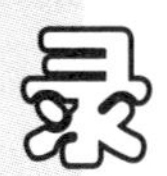

第一部分　背景与意义

第二部分　自然人群出生队列建设实践

第三部分　出生队列生物样本库建设实践

第四部分 自然人群出生队列数据平台建设

附 录

参考资料

第一部分　背景与意义

第一章　国外队列研究

20 世纪中叶以来，随着对慢性病病因和发病机制研究的不断深入，大型自然健康人群的前瞻性队列研究逐渐兴起，旨在通过收集足够大的样本，随访足够长的时间，在疾病发生之前采集到准确的暴露信息和生物学样本，并及时全面地掌握研究人群真实的结局信息，从而研究疾病病因及危险因素。

大型自然健康人群队列研究起源于欧美国家，20 世纪 90 年代以来，各国新建立的 50 万规模人群队列研究主要有以下几项：一是欧洲 EPICN（European Prospective Investigation into Cancer and Nutrition）项目。其由欧洲 10 国 23 个研究中心共同参与，项目参与者达到 52 万人，主要研究癌症进展中的饮食和基因的各自作用，是在欧洲普通人群中研究膳食模式、生活方式、遗传特征与肿瘤等慢性病关系的多中心大型队列研究。二是美国国立卫生研究院（National Institutes of Health，NIH）和美国退休人员协会（America Association of Retired Persons，AARP）合作的 The NIH－AARP Diet and Health Study 项目。NIH 和 AARP 的饮食与健康研究始于 1995 年，旨在研究饮食与癌症之间的关系。研究人群包括 30 多万名男性和 20 多万名女性，他们是美国 6 个州和 2 个大都市地区的美国退休人员协会成员，在研究开始时年龄在 50 至 71 岁之间。参与者填写了一份邮寄的问卷，包括饮食史、人口统计学特征和其他潜在的癌症危险因素。三是英国的百万女性研究（Million Women Study）。在 1996 年到 2001 年，该研究招募了大批年龄在 50 到 69 岁之间的女性，并用调查问卷以及正式的死亡和入院记录对她们进行跟踪调查。问卷会询问她们“感到高兴”“一切尽在掌握之中”“放松和紧张”的频率，同时指导她们评定自己的健康状况，并列出高血压、糖尿病、哮喘、关节炎、抑郁或焦虑等。四是英国生物样本库（UK Biobank）项目。英国生物样本库是目前世界上规模最大的人类遗传队列样本库，收集了 50 万名英国 40～69 岁志愿者提供的共 1500 万份样本，旨在研究遗传因素、环境因素、生活习惯等与人类重大疾病的关联。五是美国精准医疗计划（PMI）。该计划建立一个含 100 万人以上志愿者的全国队列研究，并尽可能多地收集测序及其他生物学数据，旨在利用先进的基因组学、信息学和医疗信息技术来推进生物医学的发展，为美国患者提供更加个性化的医疗服务。

除了上述“超大规模”自然人群队列研究，知名队列研究还有：①始于1948年的美国Framingham心血管队列研究。Framingham心血管队列研究是美国医学史上十分重要的流行病学研究之一，是一个长期、持续的心血管病研究，为了解心血管流行病学和危险因素提供了大量的信息，掀开了全球心血管领域疾病防治的新篇章。该研究在动脉粥样硬化、高血压等方面做出了卓越贡献。②美国护士健康研究（Nurses Health Study）是持续近40年的大规模职业人群队列和女性健康研究。其目的是研究女性癌症和心血管病的潜在危险因素。③美国规模最大的军人队列研究——Millennium Cohort Study，其目的是研究军旅经历对军人（包括退伍军人）的长期健康影响。该项目招募大约20万人。④美国哈佛六城队列研究。哈佛大学科研人员对美国六座城市的空气质量与死亡率间的关系进行研究。该项研究从1974年开始持续到1989年，收集追踪了8000多名随机居民的生存状况与所在城市的空气污染状况。

第二章　国内自然人群出生队列研究

第一节　自然人群出生队列建设

一、自然人群出生队列研究的背景与意义

儿童是国家的未来，是民族兴盛的基础，是人口健康的起点，也是最重要的健康资源储备。儿童健康是人类持续发展的前提和基础，是全民健康的重要基石和关键性环节。从母亲怀孕到儿童早期（生命最初的1000天）是人类生命周期的关键环节，生命早期环境中化学暴露因素、物理暴露因素及生物暴露因素等可能对胎儿及儿童健康产生诸多的不良影响，成人的许多健康问题可追溯到胎儿和儿童早期的生活环境和状态。在生命早期的关键时期，通过干预及早消除或减少母婴关联健康风险是实现人类一生健康的关键。相较于其他研究类型，出生队列研究一方面采集较为全面的生命早期暴露信息，另一方面由于其前瞻性特点还可较好地控制各类偏倚和混杂。因此，出生队列研究对于探讨环境、遗传因素与生长发育和终身健康的关联，以及在儿童保健、学校卫生和成人期疾病预防中的作用早已被全球公共卫生领域的专家学者认可。

前瞻性出生队列研究着眼于生命孕育阶段，是研究孕前及孕期环境因素与胎儿、婴幼儿以及青少年健康关系的有效方法，也是研究生殖健康及相关课题的"黄金手段"，对预防儿童在未来生命历程中出现的健康问题具有重要价值。早在1911年英国就建立了出生队列，并迅速在世界范围内广泛开展研究。近十年，随着我国经济的快速发展，国家对公共卫生科研领域的投入不断加大，高校与医疗机构的科研合作日益紧密，先后在安徽、上海、广州、南京、武汉、深圳等地建立了一批大型出生队列，出生队列研究发展迅猛。目前，我国现有相关队列研究多集中在孕妇妊娠风险评估和儿童健康，将妊娠妇女及其所生儿童结合起来的人群出生队列动态追踪研究开展不多。

二、西南区域自然人群出生队列研究的背景与意义

（一）出生缺陷和儿童高发高危疾病危害严重，影响重大

出生缺陷和儿童高发高危疾病是导致儿童死亡和残疾的重要原因。据世界卫生组织（WHO）统计，早产、产时相关并发症（出生时窒息或呼吸不足）、感染和出生缺陷是2017年新生儿死亡的主要原因。从新生儿期结束到生命的前5年，死亡的主要原因是肺炎、腹泻、出生缺陷和疟疾。2018年全球新生儿死亡250万人，其中约27万人死于出生缺陷，尤其在低死亡率的地区，由先天性异常造成的死亡越来越普遍。出生缺陷和儿童高发高危疾病严重影响人均预期寿命和人均健康预期寿命，往往给家庭、社会造成沉重负担。

（二）导致出生缺陷和儿童高发高危疾病的原因多且复杂，不同民族和地区间差异大，现有研究缺乏西南区域的研究

生命早期的不良因素暴露对生命健康有影响，环境因素、遗传因素、心理因素、母体因素等都可能导致儿童发生出生缺陷和高发高危疾病的风险升高。中国民族多，东西部以及城乡之间的环境差异大，不同地区儿童出生缺陷和高发高危疾病的发生率存在明显差异。西南区域相关研究以生态学研究和病例对照研究为主，往往样本量少，统计效能不高。中国几个现有的出生队列主要分布在东部和中部地区，其民族、社会经济、地理、饮食和生活方式等特征与西南区域有较大差异。

（三）彝族与汉族人群对照研究，有利于探明人群分布特点及遗传与环境的交互作用

凉山彝族自治州（简称凉山州）是全国最大的彝族聚居区。彝族主要居住于偏远山区，遗传上相对隔离。另外，彝族由奴隶制一步跨入社会主义，其生活方式部分保留了原来的民族习俗，部分生活方式在短时间内发生了巨变，这种变化可能导致彝族人群的疾病谱发生改变。彝族与汉族人群对照研究，有利于探明人群分布特点及遗传与环境的交互作用。

（四）西南区域因不同地理特点为研究环境因素的影响提供了适宜的研究场地

成都和重庆是地处西南盆地的两大国家中心城市，也是我国大气污染严重的地区。已有部分研究提示，生活早期暴露于一些环境污染物与生殖失败、不良妊娠结局、儿童身心发育障碍，甚至子女成年后患病有关。凉山州的地理环境和经济发展模式与川渝地区有明显的差异。川渝地区的汉族人群生活在空气污染相对较重的地区。因此，西南区域是研究民族、生活早期环境和行为因素对儿童健康甚至成人健康影响的重要地方。

第二节 课题背景

2017年6月，Z大学公共卫生学院作为牵头单位，联合西南地区15家单位成功申报了国家科技部2017年国家重点研发计划项目精准医学研究专项“西南区域自然人群队列研究”（项目编号：2017YFC0907300）。西南区域地貌差异大，地形复杂，各地区经济实力差异大，人口众多。本项目涉及西南A省内7个市州、B省及C省，涵盖18家妇幼保健机构。西南区域自然人群出生队列研究在常规孕产妇及儿童保健工作的基础上，结合孕产妇及新生儿健康监测项目以及《孕前和孕期保健指南（2011版）》《全国儿童保健工作规范和技术规范》《国家基本公共卫生服务规范（第三版）》中有关儿童保健工作技术和管理的要求，确定研究内容。选择符合条件的孕妇及所生儿童作为研究对象，建立自然人群出生队列，追踪观察至儿童满3周岁，系统、动态地收集各阶段孕妇及儿童健康信息和相关影响因素信息。其目的是通过整合和规范的孕产期保健和儿童保健服务，获得基于人群特点的更加全面、客观、准确的母婴关联性儿童营养和健康信息，验证和探索母婴关联健康问题的危险因素，筛选出关键性、可控性风险指标，为制定相关公共卫生策略提供数据支持，填补西南区域在该领域的研究空白。

西南区域自然人群出生队列研究是国家科技重点研发计划2017年度重点专项项目“西南区域自然人群队列研究”的一个子课题。本研究用以验证和探索西南区域母婴关联健康问题、儿童出生缺陷和高发高危疾病的发生状况及其危险因素，并根据研究结果提出适当的干预策略。

第二部分　自然人群出生队列建设实践

第一章　研究设计

第一节　研究目的

依据国家示范队列的统一标准和儿童相关特征，建立西南区域2万自然人群出生队列，其中A省1.5万人，B省0.3万人，C省0.2万人。建立2万人群出生队列的基线与随访个人信息库和生物样本库。研究西南区域出生缺陷及儿童常见疾病发病状况及其危险因素，以及儿童生长发育规律，为出生缺陷和儿童常见疾病病因和危险因素的研究提供基础平台，促进精准医学向疾病的早期预测和防治转化并应用。

第二节　研究内容

1. 建立西南区域始于孕期并覆盖生命发育发展关键阶段的出生队列，结合项目其他课题建立的成人队列，形成覆盖生命孕育→生命发育发展过程（婴幼儿、儿童）的自然队列人群。

2. 建立西南区域自然人群出生队列生物样本库，丰富我国自然人群队列生物样本库。

3. 研究西南区域出生缺陷和严重危害儿童身心健康疾病的发病状况、危险因素及儿童生长发育规律。

第三节　研究现场

西南地区研究现场：A省、B省和C省。

实施时间：2017年7月至2021年6月。

A省妇幼保健院在A省某市部分区县已建立了孕产妇新生儿队列，B省妇幼保健院在B省建立了出生队列，C省妇幼保健院在C省建立了出生队列。在A省、B省和C省已有出生队列的基础上，将A省的出生队列扩大至1.5万人，

B省的出生队列扩大至0.3万人，C省的出生队列扩大至0.2万人，总共2万人。

第四节　研究对象及样本量

本项目A省出生队列研究采用以医院为基础的研究方法，选择县级及以上妇幼保健机构作为参研机构。研究医院的选取：先将A省21个市州按照人均生产总值、人均占有卫生资源、三大健康指标和传染病控制情况等分为一、二、三类地区。具体分组方式：一类地区为泛平原，二类地区为丘陵和盆周地区，三类地区为民族地区。兼顾机构等级、城乡分布、组织管理以及项目具体实施情况，选择1所省级妇幼保健机构、5所市级妇幼保健机构、9所区县级妇幼保健机构。考虑到受试者可能有不合作、失访等情况，共计纳入21800名研究对象进行基线调查。

具体的参研机构及样本量见表2-1-4-1。

表2-1-4-1　各参研机构及样本量

单位名称	基线调查数	预计随访完成数
A1妇幼保健院	7530	6900
A2妇幼保健院	1950	1800
A3妇幼保健院	110	100
A4妇幼保健院	540	500
A5妇幼保健院	760	700
A6妇幼保健院	320	300
A7妇幼保健院	1080	1000
A8妇幼保健院	325	300
A9妇幼保健院	215	200
A10妇幼保健院	600	550
A11妇幼保健院	650	600
A12妇幼保健院	600	550
A13妇幼保健院	540	500
A14妇幼保健院	430	400
A15妇幼保健院	650	600
B妇幼保健院	3300	3000
C妇幼保健院	2200	2000
合计	21800	20000

第五节　研究对象入选/排除标准

出生队列的研究对象：孕 13^{+6} 周以前到调查点进行第一次产检并建卡的孕妇。

孕妇纳入标准：①各研究协作单位建立孕期保健手册的全部孕妇；②无精神疾病和智力障碍等，表达和理解能力正常；③自愿签署知情同意书，承诺配合完成整个随访调查；④个体疾病及死亡登记报告归属当地卫生计生行政部门管理。

儿童纳入标准：①纳入研究的上述所有孕妇所生儿童，含流产、引产、早产、死胎、死产等所有对象；②监护人自愿签署知情同意书，能定期接受随访。

各研究单位按照本研究的纳入标准，与研究对象签署知情同意书，按照统一的编号入组。

第六节　问卷调查

本研究的问卷调查包括孕妇 5 次问卷调查及儿童家长 3 次问卷调查。孕妇 5 次问卷调查时间分别是招募时基线调查、孕早期（首次产检或建卡时填写）、孕中期（孕 24～28 周填写）、孕晚期（分娩前后填写）和出生信息（住院期间或分娩后填写）。儿童家长 3 次问卷调查时间分别是产后 42 天产妇及婴儿调查、6 月龄及 12 月龄。

第七节　生物样本采集

除孕妇和儿童常规保健需要检测采集的生物样本进行常规生化指标检测，研究者分别对孕妇及其所生儿童采集生物样本，孕妇在孕期采集空腹静脉血 15mL 和中段尿 30mL（详见附件生物样本的采集、储存和运输相关内容），儿童在 6 个月前（越早越好）采集干血斑 3 个。孕期空腹静脉血 15mL 和儿童期 3 个干血斑按生物样本的采集、运输、储存等相关要求送 Z 大学生物样本库。孕妇孕期及儿童常规保健时根据病情需要检测的项目按医疗保健常规进行。

第八节　队列随访

一、确定主要终点事件

终点事件的观察：0～1 岁阶段主要观察是否发生出生缺陷及其他后天异常，

1 岁以后主要观察是否发生儿童常见疾病和严重危害儿童身心健康的疾病，如儿童白血病、多动症和肥胖等。随着研究的进展，可通过已获取的数据，进一步纳入其他儿童常见疾病和高危疾病。

二、终点事件发生追踪观察

对于终点事件的动态追踪观察主要通过常规追踪观察和定向追踪观察进行。前者是通过收集政府相关部门常规工作中所形成的数据信息，如省级新生儿疾病筛查中心、儿童出生缺陷监测系统、医疗保险信息系统、医院病案系统与死亡登记系统等，依托孕妇身份证号、出生登记卡、出生医学证明号等，对纳入基线调查的研究对象进行随访观察。后者是向社区委托人（如城市社区卫生服务中心、农村乡卫生院和村医）提供随访对象名单，获取相关随访事件的线索。两种方法互为补充。

三、随访调查

队列的随访调查如下。

孕期：通过身份证号对纳入孕妇跟踪随访，孕早期信息在孕 13^{+6} 周内收集，孕中期信息在孕 $14\sim27^{+6}$ 周内收集，孕晚期信息在孕 28 周至分娩前收集，分娩过程信息在分娩时或分娩后 1 个月内收集。

儿童：通过出生登记卡信息及出生医学证明号对儿童进行“4－2－1”随访，即 1 岁内 1 年体检 4 次（产后 42 天、3 月龄、6 月龄、8 月龄各体检一次），1～3 岁每年体检 2 次（12 月龄、24 月龄、36 月龄各体检两次），3 岁以后每年体检 1 次。

第九节　流程图

本课题的研究流程图见图 2－1－9－1。

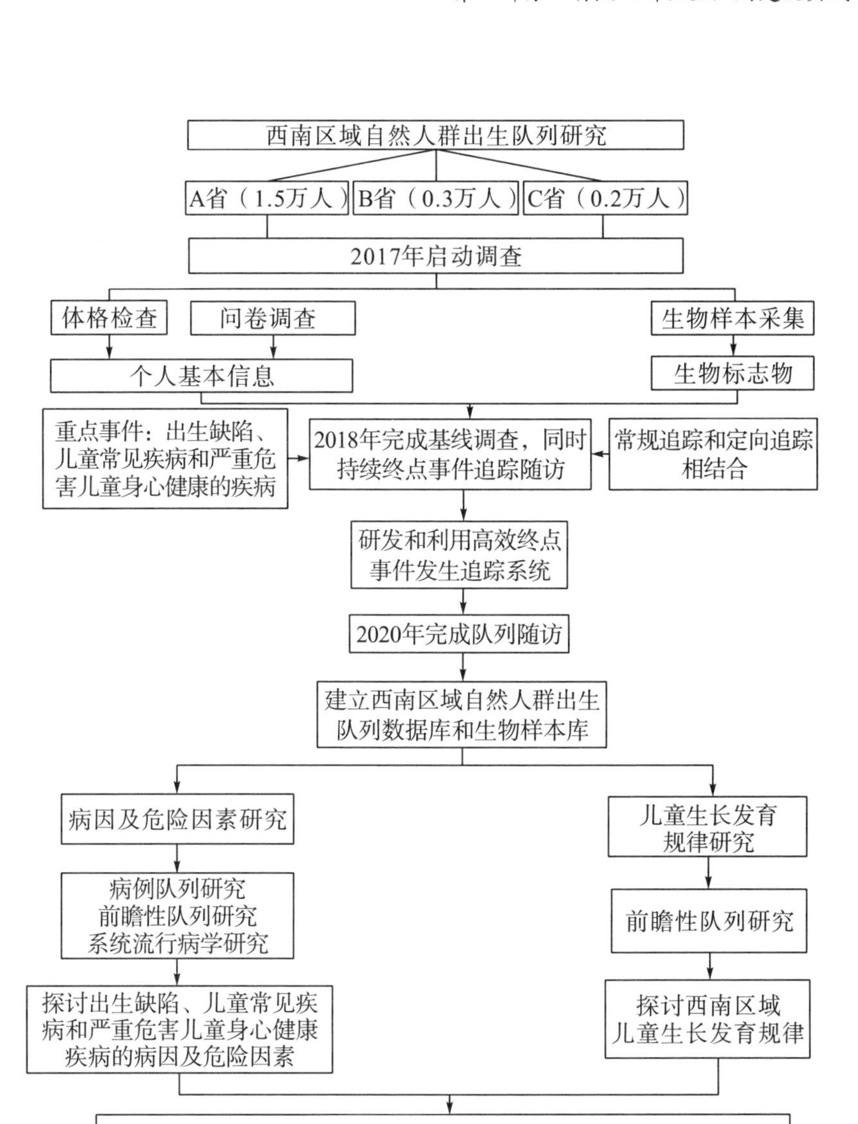
西南区域自然人群出生队列研究
A省（1.5万人）
B省（0.3万人）
C省（0.2万人）
2017年启动调查
体格检查
问卷调查
生物样本采集
个人基本信息
生物标志物
重点事件：出生缺陷、儿童常见疾病和严重危害儿童身心健康的疾病
2018年完成基线调查，同时持续终点事件追踪随访
常规追踪和定向追踪相结合
研发和利用高效终点事件发生追踪系统
2020年完成队列随访
建立西南区域自然人群出生队列数据库和生物样本库
病因及危险因素研究
儿童生长发育规律研究
病例队列研究
前瞻性队列研究
系统流行病学研究
前瞻性队列研究
探讨出生缺陷、儿童常见疾病和严重危害儿童身心健康疾病的病因及危险因素
探讨西南区域儿童生长发育规律
建立西南区域自然人群出生队列，为阐明儿童常见疾病病因和提供精准化预防措施奠定基础

图 2-1-9-1　研究流程图

第二章　组织实施

在项目牵头单位Z大学的指导和组织协调下开展本课题的研究工作。

第一节　课题承担单位、参与单位、主研单位和技术指导单位

A省妇幼保健院：本课题的承担单位，负责本队列总体设计，组织专家进行项目论证和评估，统筹安排和协调A省、B省、C省调查现场工作。对A省、B省和C省的自然人群出生队列数据进行后期处理和分析，报告结果、发表论文并结题。

B省妇幼保健院：本课题的参与单位，在A省妇幼保健院的组织协调下，负责统筹安排和协调B省自然人群出生队列建立、现场调查工作以及构建生物样本库工作；与A省、C省共享自然人群出生队列数据，并对B省数据进行后期处理和分析，报告结果、发表论文。

C省妇幼保健院：本课题的参与单位，在A省妇幼保健院的组织协调下，负责统筹安排和协调C省自然人群出生队列建立、现场调查工作以及构建生物样本库工作；与A省、B省共享自然人群出生队列数据，并对C省数据进行后期处理和分析，报告结果、发表论文。

Z大学附属妇女儿童医院：本课题的主研单位，在A省妇幼保健院的组织协调下，负责生物样本的储存与运输；组建自然人群出生队列临床表型研究队伍，负责出生缺陷和儿童常见疾病的诊断、咨询指导。

A省共15家单位（含A省妇幼保健院）参与本研究。在A省妇幼保健院的统筹协调下，负责A片区部分现场调查工作。

Z大学公共卫生学院：本课题的技术指导单位，负责课题设计、问卷设计、项目实施的专家咨询和技术指导。

第二节　课题的内部组织管理方式、协调机制

本课题的承担单位A省妇幼保健院建立课题领导小组，课题负责人担任组长，课题主研单位Z大学附属妇女儿童医院，以及参与单位B省妇幼保健院和C省妇幼保健院承担该课题的负责人担任副组长，负责课题的统筹领导和研究工作的整体推进。

各课题参与单位确定本单位课题研究负责人，成立课题研究小组，确定1名联系人。

课题负责人定期召开主研单位和参与单位课题负责人会议，研究课题实施过程中遇到的困难和问题，提出解决方案，推动课题按计划完成。

第三节　课题实施的相关政策

政策保障方面：本项目申报团队已分别通过各课题负责单位向A省卫生健康委员会汇报了本项目申报情况，得到了省级卫生健康委员会对本项目在当地实施予以大力支持的书面承诺公函。此外，项目实施还可依托国家基本公共卫生服务政策，与项目实施地的基本公共卫生服务管理和执行机构密切合作，推进项目工作开展。

组织保障方面：本项目和各课题负责单位均由主要负责人牵头，在组织和行政资源上提供了强有力的保障。各单位在科研教学和学术交流方面具有长期和良好的合作基础，保持了良好的合作关系，为本项目实施提供了稳定的合作平台。各参与单位均已签署课题执行承诺协议，为总体项目的顺利有效实施提供了组织保证。

第四节　项目各级机构在实施工作中的职责

一、A省妇幼保健院的职责

1. 制订项目实施方案和实操手册。
2. 对各项目地区进行培训，为各项目地区提供技术支持和指导。
3. 每年开展项目工作的现场督导和质量控制工作。
4. 项目实施期间，每年下拨专项经费，为项目地区提供经费支持和保障。
5. 负责组织复查与终点事件的确认有关的工作。
6. 负责本机构研究对象的基线调查和追踪随访工作。

二、B省、C省妇幼保健院的职责

1. 成立由儿保、妇保、信息人员组成的项目专家技术指导小组，参与区县级技术培训，提供技术支持、逐级培训和进行现场指导。

2. 参与项目实施过程中的组织协调工作。

3. 省级每年至少开展1次、市级每半年至少开展1次对本项目的现场督导和质量控制工作（具体方法详见《研究质量控制》）。

三、A省内参与研究的市级、区县级妇幼保健院的职责

1. 建立组织管理机制。

2. 成立项目领导小组，负责项目的总体组织协调工作。

3. 设立项目负责人，成立由儿保、妇保、信息人员组成的项目技术小组。

4. 结合实际制订本地区项目实施方案，制定相关例会制度、工作规范。

5. 探索建立相关奖惩制度，将该项目工作纳入项目参与社区（乡镇）绩效考核加分项目，并与项目经费下发挂钩。

6. 组织开展人员培训与考核工作。

（1）在上级统一培训后，项目现场实施前，组织本地项目实施人员开展一次全面、系统的专项培训，并进行现场考核和准入。

（2）项目实施期间，每年对本地项目实施人员开展至少一次专项培训，并采取培训后考核、现场实操考核等方式保证培训效果。

（3）项目实施期间，努力维护项目实施人员队伍的稳定性；遇特殊情况应及时做好岗前培训，并对其进行考核，合格后方可开展项目相关工作。

7. 组织开展相关仪器设备质量控制与校正工作。

（1）在项目开展前，组织对本地体格检查相关仪器设备、辖区助产机构新生儿体格测量相关仪器进行一次质量控制与校正。

（2）在项目开展前，对本地实验室仪器设备（主要是全自动血细胞分析仪），进行一次市级以上临检中心室间质量控制。

（3）项目实施期间，对本地体格检查相关仪器设备每季度进行一次统一现场质量控制与校正，每年参加一次质监部门标准检测与校正。皮尺如每天使用，则每月更换；每2～3天使用，则每季度更换。

（4）项目实施期间，对本地全自动血细胞分析仪血常规检查项目，每年至少进行一次市级以上临检中心室间质量控制。

8. 组织开展项目相关资料印发、健康教育材料印制等工作。

9. 组织各种形式的宣传动员与摸底工作。

10. 努力提高研究对象依从性。

（1）制定各种优惠措施，建立保健服务绿色通道和激励机制等。

（2）最大限度地减少失访，最终失访率≤8%。

11. 定期开展现场督导工作。

（1）每季度至少开展1次现场督导。

（2）在每季度督导中，由儿保专家进行现场体格检查操作技术指导与考核。

（3）在每季度督导中，对项目相关信息和仪器设备进行现场质量控制。

12. 负责本地经费开支管理。为保证项目实施人员的工作积极性，原则上要求各地现场实施人员劳务费用按时发放。

13. 负责最终项目信息资料的保管工作，并注意加密保管。

第三章　现场筹备

第一节　参研机构实施人员筛选

一、人员职责

每个参研机构至少筛选出1名孕妇调查员和1名儿童调查员专门负责本项目各项具体工作，并指定1名项目管理人员负责项目组织协调工作、定期审核调查表填写情况和督促实施等。

二、筛选条件

1. 孕妇调查员：从事孕产妇保健、孕产妇系统管理工作至少1年以上，熟练掌握孕产妇系统管理各项工作内容，熟练掌握孕妇调查要求和技巧。

2. 儿童调查员：从事儿童健康检查工作及儿童健康管理和随访工作至少1年以上，并取得相应的执业资格；儿童健康检查技术操作规范，每年接受上级实操培训；熟练掌握儿童健康管理和随访各项工作内容；熟练掌握各阶段儿童随访调查要求和技巧。

3. 项目管理人员：负责辖区妇幼群体保健管理工作3年以上，负责过妇幼保健项目管理工作，熟练掌握本手册各项管理和现场实施要求。

三、其他要求

在项目实施期间，原则上应采取措施尽量保持实施人员队伍的稳定性。如因故变动，也应根据要求选取符合条件的实施人员，进行岗前培训和工作交接后，方可参与该项工作。

第二节 统一培训与考核

一、省级培训

现场实施前统一对项目医院主要人员进行省级培训和考核，考核合格后方可上岗。培训内容包括：①明确各项组织管理、实施要求；②统一问卷调查、体格检查、实验室检查的技术要求。问卷调查培训内容包括问卷相关问题的询问方式、措辞、语气以及各部分所需时间的大体安排，考核内容依据培训内容设置。

二、项目医院培训

在省级统一培训后，在正式开展现场工作前，各项目医院必须围绕本手册，结合本地具体实施方案，对本单位项目实施人员（调查员、项目管理人员）开展系统、全面的专项培训，进一步明确研究对象入选、随访调查、各阶段信息收集方式等，规范现场操作人员的儿童体格检查、实验室检查等操作，使其掌握问卷调查相关技巧，并在培训后进行严格考核，考核合格后方可参加该项工作。

第三节 仪器设备要求

一、健康检查相关仪器设备

1. 所有参与研究医院均须按照《全国儿童保健工作规范（试行）》要求配备常规儿童健康检查所需仪器设备。

（1）体重秤：体重测量应使用杠杆式体重秤或电子体重秤，最大称量为60kg，最小分度值为50g。

（2）量床：供2岁及以下儿童测量身长使用，最小分度值为0.1cm。

（3）身高计：供2岁以上儿童测量身高使用，最小分度值为0.1cm。

（4）软尺：无伸缩性软尺，最小分度值为0.1cm。

2. 在项目实施前，各市级妇幼保健机构组织对辖区内所有参研机构的新生儿出生体重和身长测量仪器进行一次质量控制与校正。

3. 在项目实施前，各市级妇幼保健机构组织对辖区内所有参与研究医院儿童健康检查相关仪器进行一次质量控制与校正，并有质监部门检测合格证明。

二、实验室检查相关仪器设备

1. 所有参与研究医院均须按常规配备全自动血细胞分析仪。

2. 在项目实施前，各市级妇幼保健机构组织对辖区内所有参与研究医院实验室（主要是血常规检查项目）进行一次市级以上临床检验中心室间质量控制，且质量评价考核合格。

3. 每日必须进行室内质量控制，并留有质量控制记录备查。

4. 各区县还需自行配备标准砝码（0.5kg），便于每季度现场仪器校正使用。

第四节　相关技术要求

一、儿童健康检查技术

各随访时间点儿童健康检查须按本手册中《儿童健康检查相关技术要求》（内容源于《全国儿童保健工作规范（试行）》）严格操作。

二、新生儿体格测量技术

参与研究医院对新生儿进行出生身长、体重测量也须按本手册中相关测量方法和要求严格操作。

三、实验室检查技术

1. 所有参与研究医院均须使用全自动血细胞分析仪，通过血常规检查项目对监测儿童进行血红蛋白（Hb）检测。

2. 不得使用快速/便携式血红蛋白检测仪等其他方法进行检测。

四、问卷调查技术

1. 所有问卷调查均须由调查员对孕妇和儿童看护人进行一对一当面调查，对问卷问题逐一询问并将答案记录在纸质问卷上，不得有空项、漏项。

2. 每次调查完成后，调查员再查看一遍问卷填写完成情况，确认无误后及时记录具体调查日期并签署调查员姓名。

第五节　工作协调与安排

为保证本项研究工作的规范性和准确性，各参研机构须避开常规儿童健康体检日，建议在现有工作基础上单独为入组监测儿童设立专门的体检（调查）日，同时相应增开预防接种日，为参与研究儿童和家长就诊提供便利。

为保证研究工作质量，各参研机构须对筛选出的调查员工作量进行客观评估和适当调整，可考虑多筛选1名兼职调查员，在研究儿童专门的体检（调查）日配合协作。

第六节　资料印发

本项目实施的主要资料包括：①入组筛选确认与知情同意书；②研究对象基本情况登记表、随访调查进展情况登记表；③孕妇健康状况调查表；④儿童健康检查记录表；⑤儿童随访调查表（满月、6月龄、12月龄、18月龄、24月龄、36月龄）。其中，孕妇健康状况调查表、儿童健康检查记录表、儿童随访调查表要求印制成手册，每名监测孕妇及其所生儿童在监测全程中使用一本。

各监测区县可结合本地实际，根据需要印制各种相关宣传材料，并统一更新儿童生长发育评价标准。

本项目各类资料由各参研机构统一印制，入组筛选确认与知情同意书（一式两份）、手册印刷数量原则上应超过募集监测对象数的10%，由各医院项目管理人员统一保管。

第七节　宣传动员与摸底

各参研机构应采取横幅、展板、宣传页、健康讲座等多种方式做好项目的前期宣传工作，以提升辖区孕产妇对本项目的知晓率。

各参研机构需结合常规孕产妇系统管理工作，在辖区孕妇信息的基础上，对符合条件的孕妇进行一次统一摸底，掌握2017年7月至2018年6月符合所有入选条件的所有孕妇信息，为入组筛选做好充分准备。

可结合其他项目工作制定各种优惠措施，建立保健服务绿色通道和激励机制，如喂养沙龙、亲子活动、专家讲座和义诊、监测对象预约服务、优先接待免排队、保健大礼包等，以提升前期入组筛选的配合性和后期追访调查的依从性。

第四章　具体实施

第一节　募集研究对象

一、研究对象的筛选

各参研机构在前期摸底的基础上，招募符合条件且有意向参加本研究项目的孕妇，约定入组前进行面谈，面谈人数须达到项目要求募集人数。

在研究孕妇募集过程中，应注意充分考虑孕妇预产期的时间分布，尽可能平均到不同月份，避免后期各阶段监测儿童健康体检时间过于集中。

二、知情同意

调查员与符合条件且有意向参加本研究项目的孕妇进行面谈，按照知情同意书前 8 个筛选条件进行一一确认，确定 8 个条件全部符合后，对其进行一对一的知情同意宣读和讲解，在征得其最后同意后，双方签署书面知情同意书，一式两份，参研机构和参与孕妇各自留存 1 份。

入组研究孕妇以签署知情同意书为准，如在此过程中出现个别条件不符或临时改变意向等情况，则应继续招募，直至达到项目要求募集人数。

第二节　编号与登记

在签署知情同意书后，调查员对入组研究孕妇按要求进行编号，在监测对象基本情况登记表中登记其姓名、入组日期、两个联系电话、住址、预产期等基本信息，同时在所有入组研究孕妇的常规保健卡（册）中贴上项目专用标签，以便于识别和提醒。

为保证所有研究对象信息的可识别性和唯一性，各参研机构对研究对象进行 5 位数的统一编号（□-□-□□□），同时与孕妇身份证号进行匹配，研究全程母婴共用同一编号。

第 1 位为研究市州编号：A 省××市为 1，A 省××市为 2，A 省××市为 3，B 省××区为 4，C 省××区为 5。

第 2 位为参研机构的编号：市级为 1，县级按表 2 顺序依次编号。

第 3～6 位为监测对象编号，依次从 0001 开始自行编号。

各单位研究对象编码见表 2－4－2－1。

表 2－4－2－1　各单位研究对象编码表

行政区划代码	调查地区代码	地区名称	机构名称	机构代码
×××××	01	A 省 a 市	a1 妇幼保健院	01
			a2 妇幼保健院	02
×××××	02	A 省 b 市	b1 妇幼保健院	01
×××××	03	A 省 c 市	c1 妇幼保健院	01
			c2 妇幼保健院	02
			c3 妇幼保健院	03
×××××	04	A 省 d 市	d1 妇幼保健院	01
			d2 妇幼保健院	02
			d3 妇幼保健院	03
×××××	05	A 省 e 市	e1 妇幼保健院	01
×××××	06	A 省 f 市	f1 妇幼保健院	01
			f2 妇幼保健院	02
×××××	07	A 省 g 市	g1 妇幼保健院	01
			g2 妇幼保健院	02
			g3 妇幼保健院	03
×××××	08	C 省	C 省妇幼保健院	01
×××××	09	B 省	B 省妇幼保健院	01

第三节　孕妇调查及追访

1. 孕妇调查员对入组的孕妇进行一对一问卷调查，将各项调查内容完整记录在纸质调查表中。

2. 调查完成后，在研究对象随访调查进展情况登记表中“孕晚期调查”一项画“√”，记录其完成情况。

3. 根据孕妇预产期及时追踪其分娩日期及所生儿童情况，计算出儿童各阶段预计随访时间，记录到研究对象基本情况登记表和研究对象随访调查进展情况登记表中。

4. 为参与研究儿童建立常规儿童保健卡（册）后，贴上项目专用标签，以便识别和提醒。

第四节　出生缺陷患儿登记

一、出生缺陷范围

研究对象的出生缺陷以体表先天畸形和先天性心脏病为主，分类标准参考国际疾病分类（ICD－10）。

二、出生缺陷诊断

省、地市各级应分别成立出生缺陷人群监测专家组，负责辖区内出生缺陷病例的确认及技术支持。

出生缺陷病例应由区县及以上医疗机构诊断，并经专家组确认。部分体表畸形如多指、缺指等可由街道（乡镇）卫生院诊断。

产前诊断的出生缺陷必须在出生后进行确认，但由具有产前诊断资质的医疗机构在产前确诊的致死性、重大出生缺陷和染色体异常应计为确诊病例。

管理人员需要填报出生缺陷婴儿的出生缺陷登记卡。要求出生缺陷登记卡信息填写完整、准确、规范，并且逐级上报至上一级机构。

当婴儿确诊为先天性心脏病时，管理人员需要对该产妇进行编号并以“C＋数字”开头登记，并协调该产妇进一步填写问卷，寻找 2 名非出生缺陷婴儿的已经分娩产妇进行编号并以“D＋数字”开头登记，填写随访调查相关资料。将随访调查资料进行存档管理，要求所有问卷全部填写及时、清楚、准确，并且逐级上报至上一级机构。

第五节　儿童随访调查

一、随访时间点

新生儿出生至满 1 岁间，共计 5 个随访调查时间点，分别为满月、3 月龄、6 月龄、8 月龄、12 月龄。

实际随访时间要求分别为 30 天±5 天、3 月龄±5 天、6 月龄±5 天、8 月龄±5 天、12 月龄±5 天。

二、随访内容

在 5 个随访时间点随访调查的具体内容如下：

1. 在 5 个随访时间点均进行儿童体重、身长、头围等常规体格检查并记录结果。

2. 在 6 月龄、12 月龄、18 月龄共计 3 个随访时间点进行血红蛋白检测并记录结果。

3. 完成儿童每次健康体检和问卷调查后，针对每名研究儿童健康状况分别给予针对性的健康教育指导，同时与儿童母亲或看护人预约下次儿童随访时间。

儿童各时间点随访调查内容见表 2−4−5−1。

表 2−4−5−1　儿童各时间点随访调查内容

	30 天±5 天	3 月龄±5 天	6 月龄±5 天	8 月龄±5 天	12 月龄±5 天
体格检查	√	√	√	√	√
Hb 检测			√		√
健康教育	√	√	√	√	√

三、追踪随访

各参研机构调查员要与孕产妇及儿童家长定期保持联系，按照研究对象随访调查进展情况登记表记录的预计随访时间，提前通知或提醒儿童看护人按时（前后不超过规定相差时间）进行体检和参与调查。

各参研机构调查员要及时追踪和掌握参与孕妇和儿童的健康、就医动态，及时做好相关记录，每按要求完成一次随访，应在相应随访时间点画“√”。如某时间点随访未进行，或未在要求时间段内完成（前后超过规定相差时间），则画“×”记录。

第六节　生物样本库的建立

随访调查时需要对入组婴儿的血液及尿液进行采集，由 A 省妇幼保健院（A 省片区）、B 省妇幼保健院（B 省片区）、C 省妇幼保健院（C 省片区）分片区对这些生物样本进行储存。

随访调查分两个阶段：第一阶段包括 2 次随访，出生时 1 次，年龄到 1 岁时再观察 1 次，每次 2 万人。第一阶段需要对 2 万名研究对象进行 2 次体格检查、血常规、尿常规和出生缺陷相关检测。

第二阶段随访仅需对抽取的2000人进行体格检查以及血液、尿液、肝肾功能等生化指标的检测。

第七节　研究对象结案

一、孕妇结案

正常结案：入选孕妇完成问卷调查全部项目，随访过程中出现终止妊娠等特殊情况，须填写孕产妇死亡卡及终止妊娠产妇个案调查表，不算作失访。

异常结案：孕妇在孕期或住院分娩期间失联或退出等情况。

二、儿童结案

正常结案：入选孕妇所生儿童随访至满1岁，并且完成了调查、体检和实验室检查等全部项目。

异常结案：儿童失联或退出等情况。死胎死产、儿童死亡等异常结局不算作异常结案（需完成对应的终止妊娠产妇个案调查表、出生缺陷登记卡、儿童死亡卡的填写）。失联或退出的判断方式：参与儿童全程有两次未参加随访调查，或全程有两次未在要求时间段内（前后超过规定相差时间）进行随访调查。

三、结案登记与异常处理

无论是正常还是异常结案，均需记录在研究对象基本情况登记表中，如为异常结案，则还需记录异常结案原因和时间。

研究孕妇或儿童一旦被判断为异常结案，则算作完全失访，纳入失访率计算，且不再对其继续追踪随访。

第八节　信息核查、上报与归档

一、信息核查

各参研机构项目管理人员必须在每天随访调查结束后及时对各类调查表进行整理，核查调查表项目填写完成情况。

如有漏填或错填项，及时反馈给调查员，待其与研究对象联系后进行补填或修改。

在确认问卷内容填写无误后，签署审核人员姓名。

二、信息上报

各参研机构问卷录入员须在每次随访调查后2周内将核查通过的调查表通过计算机录入至A省妇幼保健院统一建立的网络直报系统，各参研机构问卷审核员在问卷录入员完成调查表录入的2周内将审核完成的问卷报送至A省妇幼保健院。

A省妇幼保健院片区管理员对各参研机构上报数据进行审核，对发现的问题及时进行反馈和指导。

三、信息归档

正常结案的研究孕妇和儿童调查表，完成全部数据录入后即可归档。

异常结案者，记录其发生的时间及原因，完成现有数据录入后即可归档。

所有研究孕妇及儿童保健手册及其实验室检查化验单等相关信息资料均需专档保存，以备督导质量控制核查。

最终归档资料均保管在各级参研机构，保存期限为5年。

第九节　实施流程图

实施流程图见图2-4-9-1。

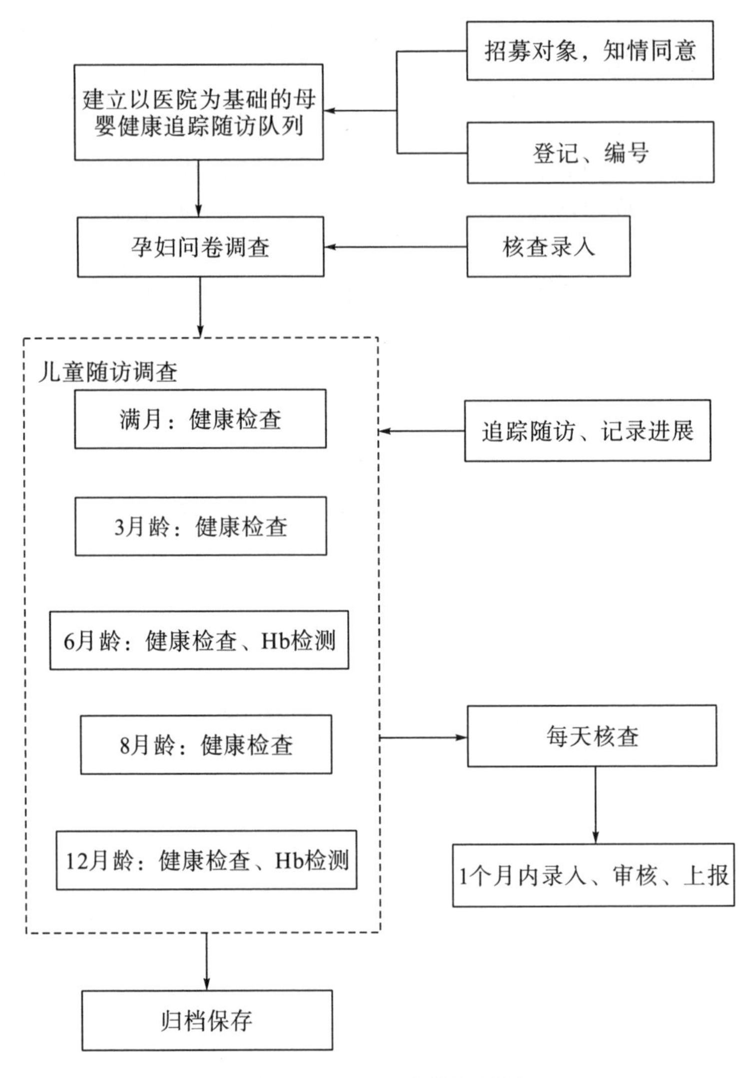

图 2-4-9-1　实施流程图

第十节　时间安排

2017 年 7 月至 10 月：省级完善项目实施方案、现场调研及培训。

2017 年 10 月至 12 月：各参研机构实施前准备（方案细化、预调查、人员及仪器设备准备、实施前宣传动员、各级专项培训等）。

2018 年 1 月至 6 月：各参研机构对入选符合条件的孕妇进行追踪随访。

2018 年 1 月至 2020 年 12 月：各参研机构追踪随访研究对象，并且建立生物样本库。

第十一节　现场调查后当天工作

一、当天调查结束后

1. 核查数量，整理资料。核查各环节完成数量（问卷调查、生物样本采集及送检数量），汇总调查情况，整理相关资料（知情同意书、流转单、血样/尿样转运单、质量控制表单），审核资料的完整性和逻辑性。

2. 召开现场工作会议，对当天的情况进行总结，解决存在的问题，进行数据备份。

3. 检测机构依据转运要求对生物样本进行转运，检测血样、尿样，并分装血样。血样分装完成后转运至储存点。

二、汇总调查结果

1. 录入调查数据。将调查表上的数据录入信息系统中，审核后上报。

2. 提交生物样本检测结果。实验室检查结果由检测机构提交给 A 省妇幼保健院。提交完整版检测结果，含检测结果、参考值等。

第五章　质量控制

第一节　质量控制管理制度

1. A省妇幼保健院建立重点研发专项工作例会制度，每季度定期讨论课题研究进展和数据报告质量，及时解决出现的问题。

2. 由A省妇幼保健院牵头建立重点研发专项生物样本管理制度，明确生物样本的采集、处理和运输流程等事宜。

3. 由A省妇幼保健院建立调查表管理和审核制度，建立重点研发专项数据调查表审核制度，确保数据的准确性和完整性；避免调查表遗失和调查信息外泄，做好数据保密工作。

4. 建立项目人员名册。B省、C省现场建立项目人员名册，收集所有项目人员信息、联系方式并上报A省妇幼保健院。新加入及退出的项目工作人员向A省妇幼保健院课题组以传真形式上报。

第二节　质量控制小组成员

1. 质量控制小组主要由参研机构项目负责人员、项目专家技术指导小组成员（包括产科、儿保、信息方面的专家）组成。

2. 小组中至少有一名人员参加过上级培训。

第三节　质量控制频率

1. A省、B省、C省妇幼保健院每半年至少开展一次质量控制。

2. 参研机构每月开展一次现场质量控制。

3. 在项目开展前，针对全部参研机构组织开展一次全面现场质量控制。

第四节　质量控制内容及操作

一、体格检查设备

（一）体重秤

1. 用区县级配备的标准砝码（0.5kg）连续测量3次，记录每次体重秤显示结果。

2. 计算体重秤显示结果与砝码标准重（0.5kg）的差值。

3. 计算差值的均值。若均值小于0.1kg，说明体重秤可继续使用。体重秤准确性评估记录见表2-5-4-1。

表2-5-4-1　体重秤准确性评估记录

第1次		第2次		第3次		均值
测量值(A1)	差值(D1=A1-0.5)	测量值(A2)	差值(D1=A2-0.5)	测量值(A3)	差值(D3=A3-0.5)	D=(D1+D2+D3)/3

（二）量床与身高计

1. 刻度清晰可见，无破损或模糊不清等情况。

2. 滑动测量板活动灵活，无松动情况。

3. 量床滑动测量板两端标尺对应一致，差异不超过0.2cm。

4. 无其他损坏或零件缺失等情况。

（三）皮尺

检查皮尺是否有磨损、变形、刻度不清等情况。

（四）设备检测校正情况

查看体格检查相关设备是否每年进行一次质监部门检测，且检测结果为合格；皮尺是否每季度更换一次。儿童体格检查相关设备质监检测情况记录表见表2-5-4-2。

表2-5-4-2　儿童体格检查相关设备质监检测情况记录表

仪器	最近一次质监检测日期
体重秤	年　　月
量床	年　　月
身高计	年　　月
皮尺	年　　月（最近更换日期）

二、体格检查技术

（一）操作规范性

现场选 1 名儿童，由调查员对其进行健康检查，专家查看其操作的规范性，尤其是体重、身长（高）、头围测量操作的规范性。儿童体格检查技术操作规范性检查记录表见表 2－5－4－3。

表 2－5－4－3　儿童体格检查技术操作规范性检查记录表

体重测量操作	
测量前校正体重秤零点	□是　　□否
测量前脱去小儿的外衣、鞋帽，排大、小便	□是　　□否
测量时，小儿不接触其他物体	□是　　□否
读数以 kg 为单位，读数精确到 0.1kg	□是　　□否
□是否存在其他问题？	
评估结果	□合格　　□不合格
身长测量操作	
测量前，检查量床是否正常工作	□是　　□否
测量前，脱去小儿的外衣、鞋帽等	□是　　□否
测量者立于小儿右侧	□是　　□否
家长或助手帮忙固定小儿头部	□是　　□否
小儿头顶接触头板，两耳在同一水平	□是　　□否
测量者左手按两膝，小儿两下肢互相接触并贴紧底板，足板接触双脚跟部	□是　　□否
量床两侧的读数一致	□是　　□否
读数精确到 0.1cm	□是　　□否
□是否存在其他问题？	
评估结果	□合格　　□不合格
身高测量操作	
测量前，检查身高计是否正常工作	□是　　□否
测量前，脱去儿童的外衣、鞋帽等	□是　　□否
测量者立于儿童右侧	□是　　□否

续表 2-5-4-3

身高测量操作	
儿童取立正姿势，两眼直视正前方，胸部挺起，两臂自然下垂，脚跟并拢，脚尖分开约 60°	□是　□否
脚跟、臀部与两肩肩胛骨 3 个点同时靠立柱	□是　□否
头部保持正中位置，量板与头顶点接触	□是　□否
量板与立柱垂直读数	□是　□否
读数精确到 0.1cm	□是　□否
□是否存在其他问题?	
评估结果	□合格　□不合格
头围测量操作	
测量者立于被测者之前或右侧	□是　□否
软尺零点固定于头部右侧，齐眉弓上缘处	□是　□否
从头部右侧绕枕骨粗隆最高处回至零点	□是　□否
软尺紧贴皮肤，左右对称	□是　□否
读数精确到 0.1cm	□是　□否
是否存在其他问题?	
评估结果	□合格　□不合格

（二）测量一致性

1. 记录调查员对所选儿童进行体重、身长（高）和头围测量的测量值。

2. 由质量控制儿保专家对该名儿童再进行一次体重、身长（高）和头围测量，记录测量值。

3. 计算两次测量的差值，体重差值不超过 0.2kg，身长（高）和头围差值不超过 0.5cm。

儿童体格测量一致性检查记录表见表 2-5-4-4。

表 2-5-4-4　儿童体格测量一致性检查记录表

操作	调查员测量值	质量控制儿保专家测量值	两次测量差值	评价结果（合格/不合格）
体重				
身长（高）				
头围				

三、追踪随访调查情况

（一）随访登记情况

查看研究对象随访登记表是否记录正确、及时、完整，结案判断是否正确，针对问题给予指导和及时修正。

（二）失访情况

记录本季度失访研究对象数、失访原因以及可能存在的问题，尽量减少失访。

（三）随访调查规范性

1. 查看随访调查手册中本季度健康检查的具体日期，计算具体月龄。

2. 查看随访调查手册中本季度随访调查的内容，包括健康检查、问卷调查、血红蛋白检测。

3. 查看具体健康检查时间和随访调查内容是否符合项目要求。

4. 计算随访时间符合率和随访内容符合率，均要求达到100%。

（四）血红蛋白检测规范性

1. 查看血红蛋白检测化验单是否按项目要求均为血常规检查项目化验单，不得为单一血红蛋白检测结果（即使用便携式血红蛋白检测仪单一检测血红蛋白）。

2. 要求血红蛋白规范检测率达100%。

儿童追踪随访调查质量核查记录表见表2—5—4—5。

表2—5—4—5　儿童追踪随访调查质量核查记录表

编号	出生日期	健康检查日期	检查月龄	随访内容			评价结果（符合/不符合）	
				健康检查	问卷调查	Hb检测	随访时间	随访内容
			月±　天					
			月±　天					
			月±　天					
			月±　天					
			月±　天					
			月±　天					
			月±　天					

续表2－5－4－5

<table>
<tr><td rowspan="2">编号</td><td rowspan="2">出生日期</td><td rowspan="2">健康检查日期</td><td rowspan="2">检查月龄</td><td colspan="3">随访内容</td><td colspan="2">评价结果（符合/不符合）</td></tr>
<tr><td>健康检查</td><td>问卷调查</td><td>Hb检测</td><td>随访时间</td><td>随访内容</td></tr>
<tr><td></td><td></td><td></td><td>月±　天</td><td></td><td></td><td></td><td></td><td></td></tr>
<tr><td></td><td></td><td></td><td>月±　天</td><td></td><td></td><td></td><td></td><td></td></tr>
<tr><td></td><td></td><td></td><td>月±　天</td><td></td><td></td><td></td><td></td><td></td></tr>
<tr><td colspan="6">随访时间符合率：</td><td colspan="3">随访内容符合率：</td></tr>
<tr><td colspan="9">本季度失访研究对象数：</td></tr>
<tr><td colspan="9">血红蛋白规范检测率：</td></tr>
<tr><td colspan="9">追踪随访中存在的问题及应对情况：</td></tr>
</table>

计算公式：

$$\text{随访时间符合率}=\frac{\text{健康检查时间符合要求的人数}}{50\%\text{监测对象数}}\times 100\%$$

$$\text{随访内容符合率}=\frac{\text{随访内容符合要求的人数}}{50\%\text{监测对象数}}\times 100\%$$

$$\text{血红蛋白规范检测率}=\frac{\text{按要求检测血红蛋白人数}}{50\%\text{监测对象数}}\times 100\%$$

四、随访调查表质量

（一）填写完整性和规范性

1. 抽查10本研究对象随访调查手册，查看本季度内随访调查的记录。
2. 严格审核调查记录填写是否规范、完整，是否存在逻辑错误。
3. 调查表填写合格率（无缺漏、逻辑错误）要求高于95%。

（二）真实性核查

1. 随机抽查3本研究对象随访调查手册。
2. 选取部分项目与儿童保健手册、化验单相关内容进行比对，也可通过电话询问研究对象，核实随访调查结果的真实性。

五、数据录入质量

（一）录入及时性

1. 随机抽查10本研究对象随访调查手册。

2. 查看录入时间是否在调查后 2 周内。
3. 要求录入及时率高于 95%。

（二）录入一致性

1. 随机抽查 3 本研究对象随访调查手册。
2. 对本季度随访调查记录和其录入情况进行比对，核查其一致性。
3. 要求录入一致率高于 95%。

（三）注意事项

了解数据录入过程中存在的问题，及时指导解决。

儿童追踪随访调查数据质量核查记录表见表 2-5-4-6。

表 2-5-4-6　儿童追踪随访调查数据质量核查记录表

编号	录入及时性			填写完整性		录入一致性
	调查时间	录入时间	是否及时	应填/录项目数	漏/错填项目数	录入不一致项目数（包括错录、漏录等，可画“正”来记录）
合计	—	—				
漏/错填率：				填写合格率：		
录入及时率：				录入一致率：		
数据录入过程中存在的问题及解决情况：						

计算公式：

$$漏/错填率=\frac{漏/错填项目总数}{应填项目总数}\times 100\%$$

填写合格率=1－漏/错填率

$$录入及时率=\frac{按时录入人数}{抽查人数}\times 100\%$$

$$录入一致率=\left(1-\frac{录入不一致项目总数}{应录项目总数}\right)\times 100\%$$

$$本季度失访率=\frac{本季度异常结案监测对象数}{入组监测对象总数}\times 100\%$$

六、实验室质量控制

1. 审查全自动血细胞分析仪血常规检查项目是否每年参加省级以上临检中心室间质量控制，查看其室间质量控制结果合格证书。

2. 查看是否每天进行全自动血细胞分析仪血红蛋白检测室内质量控制，且室内质量控制记录完整。

七、生物样本检测质量控制

每一个采样点的样本当天送达，实验室收取样本后，第一时间安排样本检测，完成样本检测后，全部报告单使用电子签名，第一时间上传系统。三方检测公司保证：①报告单使用电子签名；②定期上传检测项目相关仪器设备的仪器档案、标准操作程序及检定、校准、维护记录等；③保证实验室人员参加课题组相关培训并合格；④实验室每日进行质量控制，并定期上传原始记录。

八、生物样本运输质量控制

填写血液样品储存转运表、生物样本交接单、尿样样品储存转运表，检查运输记录。三方检测公司样本运输采用冷链运输，配备温度感受器，实时传输温控数据。全程 GPS 实时定位监控，可视化管理，手机 APP 实时查询。样本的鉴别、包装、运输均按照独立医学实验室的物流标准体系文件（实验室 ISO 15189 体系）进行规范化操作，保证标本运输符合法规及生物安全要求。

九、数据收集及上报

（一）目的

加强问卷信息管理工作，推动问卷信息管理工作的规范化、制度化建设，确保各单位问卷信息管理工作顺利开展。

（二）适用范围

适用于各主研及参研机构问卷信息管理工作。

（三）主要内容

1. 总则。

（1）加强各单位问卷信息管理工作，促进问卷信息管理工作规范化、科学化，提高信息数据质量，实现对研究对象建档、随访过程的电子化管理。

（2）问卷信息管理工作是出生队列课题的重要组成部分，主要任务是对研究对象的信息进行调查、收集、整理、分析和综合利用，同时也是对各单位进行质量及效率管理和考核的重要途径之一。

（3）各单位应当按照问卷信息报送的相关要求，向课题组办公室上报问卷信息资料和数据，并接受其业务指导，从而提高问卷信息管理工作效率及质量。

2. 机构及职责。

（1）主研及参研机构：负责收集、审核本单位的问卷信息资料，并按要求及时上报课题组办公室。

（2）课题组办公室：片区管理员按要求及时审核所有主研及参研机构上报的问卷信息资料。

3. 人员。参研机构单位确定课题业务骨干作为问卷信息报送人员，报送人员包括问卷录入员和问卷审核员。课题组办公室指定片区管理员参与全课题问卷审核工作。

（1）问卷录入员：由参研机构指定专人负责，主要完成调查问卷信息的系统录入工作。

（2）问卷审核员：由各单位指定专人负责，主要完成调查问卷信息的系统审核工作，包括问卷的完整性、准确性以及问卷报送的及时性。

（3）片区管理员：由课题组办公室指定专人负责，对责任片区内全部单位报送的问卷信息进行审核。

4. 报送方式。所有信息数据采用系统网络直报方式报送。

5. 报送时间和要求。主研及参研机构问卷录入员须在调查员完成每次随访调查后 2 周内将核查通过的调查表通过计算机录入至西南区域自然人群出生队列课题组统一建立的网络直报系统。

主研及参研机构问卷审核员在问卷录入员完成调查表录入的 2 周内将审核完成的问卷报送至课题组办公室。

片区管理员对主研及参研机构上报数据进行审核，对发现的问题及时进行反馈和指导。

6. 信息上报工作流程见图 2－5－4－1。

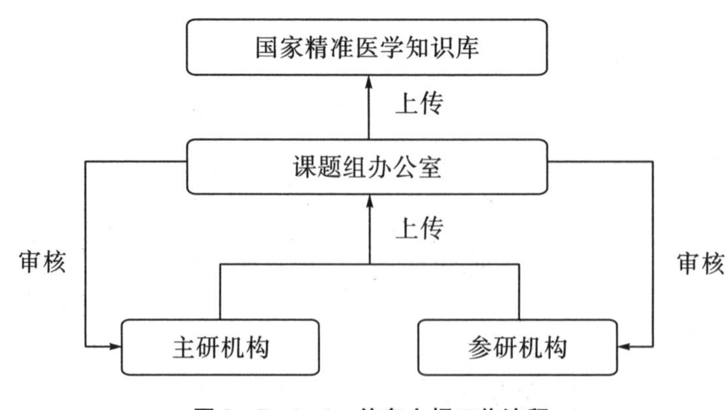

图 2－5－4－1　信息上报工作流程

第三部分　出生队列生物样本库建设实践

第一章　生物样本库概述

医疗模式由传统的基于症状的疾病诊疗模式逐渐转变为“4P”模式，即前瞻性预测（Predictive）、预防性（Preventive）、个体化（Personalized）和参与（Participatory）的诊疗模式。具有完整临床信息的生物样本是现代精准医学及医学科研工作的关键。以患者临床数据、生物样本以及样本生物信息为核心的疾病资源库是开展医学诊断、治疗研究的基础，尤其是在强调医学研究转化、迈向精准治疗的今天，疾病资源库的价值更加凸显，高质量的疾病资源库已经成为医疗机构承担国家重大科研项目、参与国际合作与竞争的战略性资源。国家医学科技发展“十二五”规划，针对科研条件平台建设，明确要求“通过临床协同研究网络体系，系统建设临床样本资源库、疾病注册登记共享平台，以及临床研究数据资源和知识管理中心，加强医学资源和诊治信息的集成、整合、共享、挖掘和分析，建立从疾病发生、发展、诊治、转归到预后的具有我国特色的疾病防治研究资源库群，实现医学研究资源大尺度的整合”。在“十三五”期间，国家陆续启动“精准医学研究”“重大慢病防控研究”“生殖健康及重大出生缺陷防控研究”等重点研发计划，面向重大疾病的大规模临床数据和生物样本库建设和开发，成为多项重点研究计划开展的重要任务。因此，生物样本库的建立成为精准医学及医学科学研究的重要组成部分。

A省妇幼保健院依托西南区域自然人群出生队列项目研究，现建立了西南区域自然人群出生队列生物样本库，已初具规模。在此，笔者对生物样本库建设相关内容，包括管理体系建设、具体实践、质量控制等内容做一介绍。

第一节　生物样本库的定义

广义的生物样本库（Biobank）按照经济合作与发展组织（简称经合组织）（Organization for Economic Cooperation and Development，OECD）2001年的定义可称为生物资源中心（Biological Resource Centers，BRCs）。生物资源中心是支撑生命科学和生物科技的基础设施，包括众多储存和供应机构，提供活细胞、有机体基因组以及与生物系统的遗传和功能相关的信息，如人类组织库、动物库、微生物库、植物库等。

本章中所提及的生物样本库主要指与人相关的、根据经合组织2006年的定义集中保存种群或部分人群生物材料的系统。生物样本库有多种类型，如组织器官库、脐血干细胞库、胚胎干细胞库等，还包括各种人种和疾病的基因组库。

第二节　国内外生物样本库的发展现状

一、国外生物样本库的建设现状

1987年，美国国家癌症研究所（National Cancer Institute，NCI）建立了第一个肿瘤生物样本库（Cooperative Human Tissue Network，CHTN）。生物样本作为转化医学研究的重要资源，日益受到高度重视。目前国际上具有影响力的生物样本库主要有：美洲的国际生物和环境资源协会（International Society for Biological and Environment Repositories，ISBER）、生物样本库和生物样本研究办公室（Office of Biorepository and Biospecimen Research，OBBR），欧洲的英国生物样本库（UK Biobank）、生物体样本库与生物分子资源研究设施（Biobanking and Biomolecular Resources Research Infastructure，BBRRI），澳大利亚的澳洲人群生物样本协作网络（Australasian Biospecimen Network，ABN），加拿大筹建的公共人群基因组项目（Public Population Project in Genomics，P3G）等。

（一）国际生物和环境资源协会（ISBER）

ISBER是美国研究病理学会下辖的一个分支机构，其通过建立规范和标准，采用培训等方式影响生物样本库的建设，达到一定的质量和标准。目前其包括6个不同类型的生物样本库，分别是动物样本库、环境样本库、人体样本库、微生物样本库、博物馆样本库和植物/种子样本库。

ISBER设置若干专门性的工作组，每个工作组由具有专门知识和经验的人员组成。这些工作组包括样本库自动化工作组、样本库融资工作组、生物样本科学工作组、临床生物样本工作组、环境生物样本工作组、信息和情报工作组、生物样本库知情同意工作组、制药学术工作组以及人体组织样本的权利和控制工作组。这些工作组逐步建立起ISBER在各个领域生物样本库建设中的专业性和权威性。

（二）生物样本库和生物样本研究办公室（OBBR）

OBBR是由NCI在认识到生物样本对癌症研究的重大作用的基础上，于2005年成立的，用于协调内部及外部开展癌症研究项目中有关生物样本库建设的标准、政策、法规的需要。该机构专门辅助制定一个共同的生物样本库标准，以便提高机构搜集生物样本资源的能力和高质量地保存珍贵的肿瘤样本，以确保满足研究的需要。

OBBR 的工作目标是确立生物样本库作为研究的新领域，确定高效保存生物样本使其适用于基因组和蛋白质组研究的各种搜集和处理协议；推广最佳操作规范，以协调各机构的政策和程序，并在此基础上不断总结完善，改进生物样本库实践方法；促进发展生物样本的质量标准，建立专业第三方监督机构；开发生物样本库业务的新技术；促进多国研究。

（三）英国生物样本库（UK Biobank）

UK Biobank 是目前世界上已建成的规模最大的人类遗传队列研究样本库，它是一个非营利性慈善机构，由英国卫生部、医学研究理事会、苏格兰行政院以及惠康信托医疗慈善基金共同出资成立，此外还获得了威尔士议会及有关健康研究的慈善机构的支持，总部设在曼彻斯特大学。目前该样本库搜集了 50 多万英国各地 40～69 岁人口捐赠的样本，主要包括血样、尿样、遗传数据和生活方式等个人详细信息，可向相关研究人员提供其所采集的材料，用以研究英国人的健康状况受生活方式、环境和基因影响的情况，寻求对癌症、心脏病、糖尿病、关节炎和老年痴呆等疾病预防、诊断和治疗的更好途径。

UK Biobank 的样本主要来自公众的捐赠，样本库内保存的样本和数据是“公共财产”。捐赠者在充分了解 UK Biobank 的政策后，被要求签署知情同意书，并将其生物样本所有的财产和知识产权赋予 UK Biobank。作为对样本捐赠者的补偿，研究结果将告知样本的捐赠者，以利于指导其正确用药和预防高风险性疾病。所有利用样本的研究都是公益性的，都应根据 UK Biobank 的要求予以公布。研究人员、大学、医院和药物研发机构只有获得相关批准后，才可以使用这些生物样本进行科学研究。UK Biobank 建设的目的是通过对生物样本的研究，结合这些志愿者过去多年积累下来的医疗资料、生活方式及习惯等进行跟踪研究，找到那些引发大范围环境压力和对生命健康造成威胁的因素。

（四）生物体样本库与生物分子资源研究设施（BBRRI）

BBRRI 由欧盟 2008 年筹建，其具备可以被欧洲利用的生物医学和生物研究所需的基础设施、资源和技术，且被融合到欧洲的道德、法律和社会建设的框架中。

BBRRI 致力于欧洲的卫生保健、医学研究以及提升欧盟公民的健康水平。其可以提供不同形式的生物相关材料（包括 DNA、细胞、血液和其他体液，以及相关医疗、环境、生活方式和随访数据等）、大人群研究、生物分子资源（包括抗体和亲和分子库、蛋白、细胞资源等）、高通量分析技术平台和其他工具及技术、样品管理的统一标准、数据库和生物计算基础设施的统一标准，以及伦理、法律和社会服务等。

BBRRI 的工作重点是全面收集来自欧洲不同族群人口的生物样本及关联的健康状况、生活方式和接触的环境信息。为了维系这个庞大网络的运转，BBRRI 被设计成一个分布式枢纽结构，协调各项活动，包括样本收集、管理、分配和数据分析。分子生物学资源和技术中心等 BBRRI 成员，可以成为具体领域的枢纽。此外，BBRRI 也吸引公共或私人合作伙伴（如大学、医院、企业），提供生物样本、数据、技术或服务。工作目标主要包括建立泛欧洲生物样本库，完善现有资源和技术，建立明确的准入规则，促进跨国间的合作及生物材料和数据的交换，确保资源和技术的协调发展，建立起一个可持续发展的融资体制。

（五）澳洲人群生物样本协作网络（ABN）

ABN 于 2009 年 7 月成立，为澳大利亚和新西兰的样本库建设提供一个论坛，促进有关技术、法律/伦理和管理标准的制定和研究。目前 ABN 有彼得麦卡勒姆组织样本库、kConFab、澳大利亚间皮组织库、圣约翰组织库、儿童肿瘤库、妇科肿瘤标本库、昆士兰医学研究所样本库和昆士兰医学研究样本库等机构参与，涵盖从基本实验室项目到临床研究项目的全部过程。

ABN 的目的是给生物样本工作者提供一个分享非机密信息的平台，以帮助改进生物样本的处理和生物样本库的建设；提供教育和技术援助，帮助新进入样本库领域的研究者；提供一个澳洲生物样本网络组织，吸引更多的成员加入，以使收集的生物样本多元化。其核心是建立众多参与机构的协调机制，以实现平等协商、共同建设、共同发展的目标。

二、中国生物样本库的建设现状

我国的生物样本库建设起步较晚，但发展迅速，自 1994 年医学科学研究院开始建设中华民族永生细胞库以来，我国已陆续建立了各具特色的生物样本库。国内建设的比较有代表性的生物样本库有科技部牵头建立的中国人类遗传资源平台（National Infrastructure of Chinese Genetic Resources，NICGR）、中国医学科学院的癌症组织样本库和中华民族永生细胞库、国家“重大新药创制”专项临床样本资源库、北京重大疾病临床数据和样本资源库、深圳国家基因库、上海临床研究样本中心项目、温州医学院样本库等。

（一）中国人类遗传资源平台（NICGR）

NICGR 是根据《国家中长期科学和技术发展规划纲要（2006—2020）》于 2003 年 7 月启动建设的，其总体目标是到 2010 年，建立起与人类遗传资源收集、保存、整合和共享要求相适应的，跨部门、跨地区、跨领域，布局合理、功能齐全、动态发展、技术先进并与国际接轨的中国人类遗传资源平台，解决人类遗传资源收集、保存、整合和共享过程中的关键技术问题，实现我国人类遗传资源收集、整理、保存和共享的标准化、信息化和现代化，促进全国人类遗传资源共享事业的跨越式发展，并为科技创新与社会经济发展提供强有力的支撑，为全社会的科技进步、人才培养与创新活动提供及时、有效的支持。

NICGR 的重点任务：

1. 人类遗传资源平台标准规范和技术规程的制定与完善。
2. 人类遗传资源标准化整理与数字化表达。
3. 人类遗传资源复制、备份及标志性状数据的补充完善。
4. 收集、整理与保护濒危、珍惜人类遗传资源。
5. 人类遗传资源信息共享系统建设。
6. 平台运行、共享机制、政策法规研制与伦理研究。

（二）中华民族永生细胞库

在国家自然科学基金“九五”“十五”两个重大项目以及国家 863 计划等的支持下，中国医学科学院医学生物学研究所、哈尔滨医科大学、中国科学遗传与发育生物学研究所经过十余年的努力，按照严格的采样标准和知情同意原则，建立了 42 个民族 58 个群体的永生细胞库，包括 3119 个永生细胞株和 6010 份 DNA 样本。这是目前规模最大的较为完整的中国各民族永生细胞库，可供多样性研究。

项目组经国家人类遗传资源有关部门批准，于 2001 年向欧洲人类基因多样性研究中心提供了 149 株永生细胞。项目组也进行了大量对不同疾病相关基因或易感基因的遗传多样性研究，并针对我国少数民族分布的一些特殊性，进行了隔离人群遗传资源的调查，为进一步研究奠定了坚实的基础。

（三）北京重大疾病临床数据和样本资源库

北京重大疾病临床数据和样本资源库的建设于 2009 年 7 月启动，搭建“一个平台，十个样本库”，即“一个重大疾病防治研究信息平台，十个重大疾病研究样本库”。“重大疾病防治研究信息平台”汇集研究过程中形成的病例信息、随访信息等。“十个重大疾病研究样本库”则针对北京市居民死亡率排名序列的恶性肿瘤、脑血管疾病、呼吸系统疾病等，集中储存临床研究中搜集的样本资源，包括血清、细胞、遗传物质、组织等。样本库承担单位包括首都医科大学附属北京天坛医院、首都医科大学附属北京佑安医院、首都医科大学附属北京妇产医院、中国人民解放军总医院、北京大学肿瘤医院暨北京市肿瘤防治研究所、北京胸科医院等。

（四）深圳国家基因库

深圳国家基因库是一个服务于国家战略需求的国家级公益性创新科研及产业

基础设施建设项目，是我国唯一获批筹建的国家级基因库。其由深圳华大基因研究院组建及运营，独创集资源样本库、生物信息库及组建全国各分库联盟为一体的发展及运营模式。

深圳国家基因库主要由生物样本库和生物信息库两大部分组成，其中，生物样本库收集和保存高质量、可溯源的生物资源样本。生物信息库依赖华大基因全球最大的测序平台及其产生的庞大基因组数据转录组、蛋白质组、代谢组等贯穿性组学研究产生的组学数据，对这些数据进行储存并通过高性能的管理系统供临床进行检测技术研发、个性化治疗及药物、环境等领域的研究。

国家基因库联盟由深圳国家基因库发起，由从事生物、医药、环境等相关领域科研、教育、医疗、生产等的机构，按照“自愿、平等、合作”的原则建立。通过该联盟（分库、姐妹库等）建立覆盖全国乃至全世界的生物资源信息网络，共同搭建资源、信息、技术、人才平台，共同承担重大项目，实现科学产业突破。

第二章　生物样本库建设实践

第一节　生物样本库管理体系的建立

为了确保生物样本工作流程规范，研究结果准确可靠，每个生物样本库都应建立一个质量管理体系来控制生物样本及其相关信息的质量以满足特定的要求。

生物样本库管理体系是将若干个不同的管理体系（包括质量管理体系ISO 9001、实验室管理体系 ISO 17025、医学实验室管理体系 ISO 15189、信息安全管理体系 ISO 27001 等）中与生物样本库相关的内容，通过一定的方式方法整合在一个架构下运行的综合管理体系。它参考了大量国内外主要生物样本库组织和研究机构发布的生物样本库规范、指南和技术要求。

生物样本库在建立、运行和维持时，应建立管理体系，确定管理体系所需的过程及过程的相互作用，对过程中所涉及的各项质量活动制定管理方法并通过合理划分职能获取所需资源。管理体系运行时应实施必要的监视和测量，所得到的信息和数据用于过程有效性的分析，同时对管理体系及生物样本库相关活动实施必要的改进。

一、管理体系要求的学习

生物样本库应遵循相应的要求建立与自身活动范围、工作内容、资源等相适应的管理体系。首先应对管理体系的相关要求进行学习培训。

管理者以管理体系要求为依据，建立健全管理体系的信息，并引导全体员工参与管理体系的建立，发现现行管理状况的不足。

全体人员都要接受培训，培训可以按照人员职责分层次进行，应对培训效果进行评价。

二、质量方针和质量目标的确立

生物样本库的最高管理者通过对管理体系要求的学习培训，以质量方针的形式对生物样本库应遵循的质量宗旨、应树立的质量理念及质量追求的方向等做出正式表述。

最高管理者在明确质量方针的前提下，确定生物样本库的质量目标。质量目标可以是实现性的，如质量事故率、样本质量平均等级等，也可以是突破性的，如获得有关方面的认可等。

最高管理者除发布质量方针和质量目标外，更重要的是向员工说明质量方针和质量目标中所包含的质量管理理念、质量宗旨、质量意识和追求的质量方向，让员工理解和认同，并自觉在日常工作中争取实现目标。

三、管理体系要素的选择和确定

生物样本库应用过程方法去识别管理体系内所涉及的各过程，确定每个过程的影响因素、控制方式和相互作用，也就是选择和确定了管理体系要素，将其整合为一个有机整体后加以有效管理。

确定管理体系要素的过程包括：

1. 确定工作类型、范围、工作数量和方法等。
2. 分析并确定影响结果的相关过程和关键活动。
3. 对照要求明确管理要素及其控制要求。
4. 按自身状况和资源配置情况确定管理体系要素的控制方式。
5. 列出管理体系要素。

四、组织结构和分配职能的设置

生物样本库的最高管理者按照自身情况及实现质量方针和质量目标的需要，设置相应的管理职能部门、技术部门以及伦理委员会等。明确各部门在管理体系各要素管理中所承担的职责，并赋予相应权力，协调各相关部门的关系。分配部门职责时要确保对所涉及的各类职能（包括执行、配合、监控）逐一落实，不应有缺漏。

五、管理体系文件的编制

生物样本库根据要求和自身情况编制管理体系文件，文件的内容应适应生物样本库具体的活动过程。在文件的编制过程中，应由生物样本库的管理层亲自组织制订管理体系文件的编制计划，确定质量体系文件的层次和明确各要素的管理原则及控制关键点。编制完成的文件为管理体系试运行的依据。

参照 ISO 9001—2015 标准，依据 ISO 20387—2018 标准，结合我国生物样本库管理特点，笔者团队建立了生物样本库的文件架构，其分为质量手册、过程文件和记录文件。质量手册为纲领性文件，包括组织概况、愿景、业务范围、组织结构、质量方针、质量目标、领导作用、部门职责、相互关系、顾客满意度、相关方活动等。过程文件包括程序文件、标准操作规程、安全手册、应急预案、规章制度等。记录文件包括实验记录、管理记录、样本库全过程操作记录、安全记录等。此文件架构强调了科学性和实用性。

（一）质量手册的编制

质量手册应概述管理体系中所用文件的架构，简要描述管理体系文件的层次、内容、表述方式。质量手册的内容可按过程模式描述；应包括或指明支持性程序文件，即程序文件可全文包含在质量手册中，也可仅在质量手册后附程序文件目录清单；应对技术管理层和质量主管的作用和责任做出明确规定。

参照 ISO 20387—2018 标准，质量手册包括前言、范围、规范性引用文件、术语和定义、通用要求、结构要求、资源要求、过程要求、管理要求、附录。编制人员需熟练掌握 ISO20387—2018 标准、ISO 9001—2015 标准的含义和相关法律法规，将本单位实际情况与 ISO 20387—2018 标准有机融合，确保每一条款含义准确、描述清楚。质量手册要起到对单位内人员、相关方、上级主管部门和第三方检查机构的宣传引导作用。

（二）程序文件和标准操作规程的编制

程序文件是过程类文件，要详细描述过程的 5W1H（［原因（Why）、对象（What）、地点（Where）、时间（When）、人员（Who）、方法（How）］。程序分为两种类型：一种是管理类，如内部审核控制程序、管理评审控制程序、标本管理程序等；另一种是操作类，如室内质量控制程序、室间质评能力验证程序、医疗废物管理程序等。程序文件包括目的、范围、职责、程序、参考文件、相关记录。

操作规程涉及样本库业务的全过程，一般由熟悉该活动的人员编写。操作规程独立编制，一件活动编制一个操作规程。生物样本库全过程所要建立的操作规程涉及日常开展业务的生物样本的获得、运输、制备、测试、分发、弃用等，同时也涉及一些项目方法、仪器等。

生物样本库应按照标准化的书面格式制定、记录并定期更新政策和程序，确保所有实验室人员方便查阅。一般应规定：

1. 样本运输的政策和程序，包括供应品、方法和设备。
2. 针对样本流程的实验室程序，如分装、检验和质量控制。
3. 针对采集和接收样本的政策和程序。
4. 记录的管理政策。
5. 针对样本检索和处理过程中供应、设备、工具、试剂、标签和流程的质量保证和质量控制的政策和程序。
6. 应急和安全政策和程序，包括工作人员伤害以及接触潜在病原的报告。

7. 针对事故、错误、投诉和负面结果的调查、记录和报告的政策和程序。

8. 针对设备检查、维护和校准的政策、流程和时间安排。

9. 针对医疗废弃物以及其他危险废弃物的处置程序。

10. 生物样本库工作人员培训计划及要求。

（三）记录文件

记录文件是生物样本库业务运行的证据。生物样本库应实现对其记录的识别、储存、保护、备份、存档、检索、保留时间和弃用的控制。记录文件可以是图片、符号、电子信息等任何形式的媒介。记录管理分为两方面：一是表单，表单由对应编制文件的人员或实际业务操作人员设计，表单设计遵从简单全面的原则，文件尽量简练无歧义，易于操作人员填写；二是记录相关信息，其最大特点是及时性和客观性，要求操作人员在操作过程中或操作后详细填写所做的相关业务操作。因其他原因不能现场填写表单的，应在其他记录本中做好详细记录并及时补录。记录填写应按规则进行，客观体现操作人、操作地点、操作日期和时间，以及使用的仪器、方法、物料和试剂等。

记录除应满足文件控制的相关要求外，还应做到：

1. 记录的格式、文字、内容应清晰明了，要让别人看得清、看得懂，信息应充分，内容应完整，结果要明确。

2. 记录的储存、保管应便于检索，应明确查看、复制、使用记录的人员的范围、权限、注意事项和相关手续。

3. 应明确规定记录的保存期，不同类型的记录保存期限有所不同，应根据法定管理机构、利益相关方和规范的要求，以及记录的价值和生物样本库的具体情况做出明确的规定，还应特别考虑样本在未来研究中应用对记录保存期限的要求。

4. 所有记录应进行安全保护和保密，特别是涉及个人信息的记录。

5. 记录中出现错误时，应划改，不可擦涂掉，以免字迹模糊或消失，并将正确值填写在旁边，所有改动应有改动人的签名或签名缩写。对电子记录的修改也应当予以备注说明，保证可溯源。可溯源修正包括修改人姓名、修改时间和日期，以及修改原因。

（四）文件的批准、发布和使用

文件编制完成后，应由授权人员审查并批准发布。由全体人员分层次、分类型对新文件进行学习，考核合格后开始实施。文件审查一般分为定期审查和随机审查。定期审查一般每年开展一次，安排相关人员对所有文件进行客观评价，并进行修订。随机审查是依据样本库业务工作的需要进行评审，审查的时机包括国家相关法规标准的发布更新，部门业务流程的改变，新项目、新方法的使用等。

文件审查的过程实际上就是文件改进的过程。文件改进还包括日常不符合项、内审不符合项等需要修改的方面。每次文件审查和修改后都要经过相关人员审核批准方能重新发布。

文件的批准、发布和使用应注意以下六个方面：

1. 为确保文件的充分性和适宜性，纳入管理体系控制范围内的所有文件在发布之前，应经授权人员审批。

2. 生物样本库应防止使用无效和作废的文件，文件受控不拘形式，重在效果。

3. 在对生物样本库有效运作起重要作用的所有场所，都能得到相应的、适用的授权版本文件，便于授权人员取阅，但并不是要求所有场所都能得到全部文件的授权版本。

4. 定期审查文件，必要时进行修订，修订后的文件需重新批准；确保文件持续适用和满足使用的要求；生物样本库应明确定期审查文件的职责，对审查周期做出规定，审查情况和结果应有记录。

5. 生物样本库应及时从所有使用和发放场所撤出无效或作废文件，或用其他方法做适当的标识，防止误用。

6. 出于法律需要（如文件变更引起法律诉讼）或只是出于保存目的而保留的作废文件，应有适当的标记，以有效识别。

（五）文件的变更

文件的变更应包括四个方面的内容：

1. 文件的变更应由原授权审查人进行审查和批准。如不是，特别指定的人员应获得进行审批所依据的有关背景资料，包括变更的原因和变更前后的内容等，以确保变更后文件的完整性及与之前文件的协调一致性。

2. 生物样本库应确保所有文件的正确更新。

3. “手写修改”应该理解为“暂时性修改”，由于有些文件再版周期较长，生物样本库允许文件再版前进行手写修改，应确保：明确修改的程序和权限，修改之处应有清晰的标注、签名缩写并注明日期，修订的文件应尽快正式发布。

4. 生物样本库应制定程序，按照文件控制的上述要求根据计算机系统的特点规定保存在计算机内的文件的更改和控制方法，如设置只读文件、设定修改权限及文件拷贝的权限等。

六、管理体系的试运行

1. 设立管理层，赋予监督、检查和协调的权力，以保证试运行工作的全面实施，并制订相应的工作计划。

2. 落实资源和职能分配，推进新的工作流程，协调、理顺新的相互关系，并针对试运行中发现的体系设计问题进行改进，修改完善体系文件并做好相应记录。

3. 对新体系运行的有效性进行评价。

4. 开展试运行阶段的内部审核和管理评审，内容包括质量方针和质量目标是否合适、管理体系要素的选择是否合理、各部门关系是否明确、新的工作流程是否已经被接受和执行以及各项质量记录是否满足要求等。

七、管理体系的运行

生物样本库管理体系试运行成功后应从下面两方面确保管理体系的有效运行和持续改进。

（一）管理体系有效运行的确立

1. 确定所有的过程及这些过程的相互作用已被确定。

2. 确定所有过程均已按确定的程序和方法运行，并处于受控状态。

3. 管理体系通过组织协调、质量监控、内部审核和管理评审以及验证等方式进行自我完善和发展，具有预防和纠正的能力，处于持续改进的良好状态。

（二）管理体系运行中的关键工作

1. 树立建立良好生物样本库的信心。

2. 建立质量控制和质量保证机制，保证样本及相关信息的质量。

3. 营造全员参与的氛围，共同努力建设生物样本库的管理体系。

4. 执行纠正和预防措施，开展内部审核和管理评审工作，持续改进，提升体系管理。

5. 努力开发并使用新技术，发展新项目，适应不断发展的对生物样本库的要求。

6. 树立良好的职业形象，遵守法律和伦理规范，提升服务品质。

八、内部审核与管理评审

生物样本库管理体系的改进是一个持续的过程，依据审核发现，通过数据分析、管理评审等质量控制和质量保证活动，采取纠正措施或预防措施，满足质量要求。

（一）内部审核

生物样本库应按计划的时间间隔进行内部审核，以验证、确认管理体系是否符合相关要求，是否有效地实施和保持。

内部审核周期通常是一年，内部审核计划应涉及管理体系的全部要素，即年度内部审核方案及其实施应涉及管理体系的全部要素、全部质量活动（包括生物样本及相关信息的采集、接收、处理、储存、运输和检测活动以及所有地点、场所、设施、部门)。质量主管负责按照日程表的要求和管理层的需要策划和组织内部审核，内部审核应由经过培训和具备资质的人员来进行。

当审核中发现的问题对过程有效性或对生物样本库样本及相关信息的采集、接收、处理、储存、运输和检测的质量产生影响时，生物样本库应及时采取纠正措施。

内部审核的记录应清晰、完整、准确、真实、客观，包括审核活动领域、审核发现的情况和采取的纠正措施等。应跟踪记录纠正措施的实施情况，验证并评价其有效性。

（二）管理评审

管理评审是指最高管理者根据质量方针和质量目标对管理体系的适宜性、有效性和效率进行定期的系统评价。管理评审应包括评价改进的机会和管理体系变更的需求。管理评审周期一般为一年。

管理评审的输出主要包括：①管理体系及其过程有效性的改进；②与利益相关方要求有关的改进；③资源需求；④质量方针和质量目标修改后的调整。

九、管理体系的持续改进

为了确保掌握持续改进的方法，把握持续改进的机会，实现持续改进的目标，生物样本库应采用质量管理中的“PDCA”循环模式来进行持续改进。

生物样本库应确立质量方针和质量目标，明确改进方向；应用质量监督、质量控制、数据分析、内部审核等，积极识别改进需求，寻求改进机会；应用纠正措施和预防措施等；应用管理评审评价改进效果，提出改进建议，确立新的改进目标。

生物样本库应对改进的过程和活动进行严密的策划和管理。生物样本库持续改进管理体系的有效性的证据包括：

1. 生物样本库质量方针、质量目标实现情况的记录。

2. 通过数据分析发现的利益相关方的不满意之处，样本及相关信息满足要求的情况的记录。

3. 利用内外部审核发现管理体系的薄弱环节，采取纠正措施、预防措施，避免不符合情况发生或再发生的记录。

4. 管理评审中管理体系适宜性、充分性和有效性的全面评价以及寻求改进的记录。

5. 利用上述记录所进行的日常渐进式改进和重大突破性改进活动的证据。

第二节　生物样本库建设的具体实践

虽然我国生物样本库发展迅速，但目前仍以组织库（Tissue Bank）数量居多，其中肿瘤库占主导地位，这可能与肿瘤是中国甚至全球病死率高的疾病之一有密切关系。妊娠相关的生物样本库的建立尚存在起步晚、缺乏标准化流程和质量管理不规范等问题。在我国“全面开放三孩”的政策下，高龄孕妇、瘢痕子宫孕妇以及经产妇的数量增多，导致子痫前期、妊娠期糖尿病、胎盘植入等妊娠期并发症的发病率增加。同时，出生缺陷也成为影响我国出生人口素质和儿童健康的重要问题，通过检测胎盘、脐血等生物样本可以解释部分不良妊娠结局的原因，了解母体孕期及孕前身体状况，追溯儿童发育异常及远期慢性病的起因等。因此，A省妇幼保健院依托西南区域自然人群出生队列项目研究建成的西南区域自然人群出生队列生物样本库，对于妊娠相关疾病及出生缺陷的预测、预防以及疾病的产生和发展机制等的研究具有重要意义。

一、布局与设计

（一）选址与环境条件

考虑到生物样本需要进行及时处理，建议在场地允许的情况下，尽量与相关样本来源机构相毗邻。

环境条件是保障生物样本库活动开展和获取高质量生物样本及相关信息的重要因素。生物样本库相关活动所要求的环境条件主要包括以下几点：

1. 生物样本库应选择安全、无干扰的独立封闭区域，远离严重污染（病原微生物、放射性同位素等）、振动、噪声。

2. 尽可能毗邻样本采集与临床治疗点，减少样本的转运时间，便于及时处理与制备，实现流程无缝对接。

3. 储存区优先选择地面以上较低楼层，避免雨水、洪水倒灌，防霉防潮。

4. 生物样本库应具有应急照明系统，保证应急时提供照明。

5. 保持良好的温度，以确保设备正常稳定工作，减少设备的损耗和故障。

6. 控制湿度，确保设备正常工作，防止水汽的凝结和控制微生物生长。

7. 在使用危险化学品及液氮、干冰等制冷剂的环境中保持空气流通。

8. 应满足样本采集处理和核酸分析检测等对洁净环境的要求，包括对空气和水的要求。

9. 确保生物样本、化学试剂和其他废弃物得到正确、安全的处置。

10. 根据需要配备消防、物理隔绝、防滑、防虫鼠和消毒的设备设施。

11. 满足对环境和过程的监控与问题出现时的报警要求。

A省妇幼保健院生物样本库总面积约300m²，配有双电源断电报警设施、空调排风系统，满足更换液氮、样本运输等的要求。生物样本库进行功能分区，核心功能区包括生物样本接收和分发区、样本前处理区、样本储存区，必要时设置接待咨询室和采集室，环境温度控制在22℃以下。

（二）基础设施及区域规划

基础设施的建设可基于生物样本资源的种类和应用需求灵活变化。

生物样本库配备门禁系统，只有持有生物样本库身份标识码的人员才能入内，来访人员要登记姓名、与生物样本库之间的关系及来访目的。记录来访人员进入和离开的准确时间，来访人员访问全程均应当由内部员工陪同。

生物样本采集、处理区域，洁净区和污染区必须进行有效隔离，在生物样本处理区域进行感染风险标识，遵循生物样本处理流程，并确保工作人员日常办公区、样本处理区、储存和信息系统机房等空间相对独立。

生物样本库储存库区应充分考虑楼面承重；配备双路供电或应急发电设施及备用储存空间、冷链监控等；缩短液氮塔到库区的距离，减少氮气的耗损；液氮与干冰区域应配备气体监测器、声光报警和排风系统，一旦房间内氧浓度低于设定的下限自动启动强排风，液氮区地面杜绝使用瓷砖，优选耐低温的环氧树脂，冰箱区应充分考虑散热，必要时安装专用散热通道；操作人员应配备厚型隔热手套、护目镜、面具以及防护外套以确保安全。

生物样本库内部的布局流程与流向应合理有序并明确标识，设置人员、物料、污物流向与医疗废弃物专用通道，确保安全，减少污染风险。为了便于样本、试剂、物料按规定的流程和流向传递，可在入口与出口处合理设置传递窗，提高工作效率。A省妇幼保健院生物样本库布局图见图3-2-2-1。

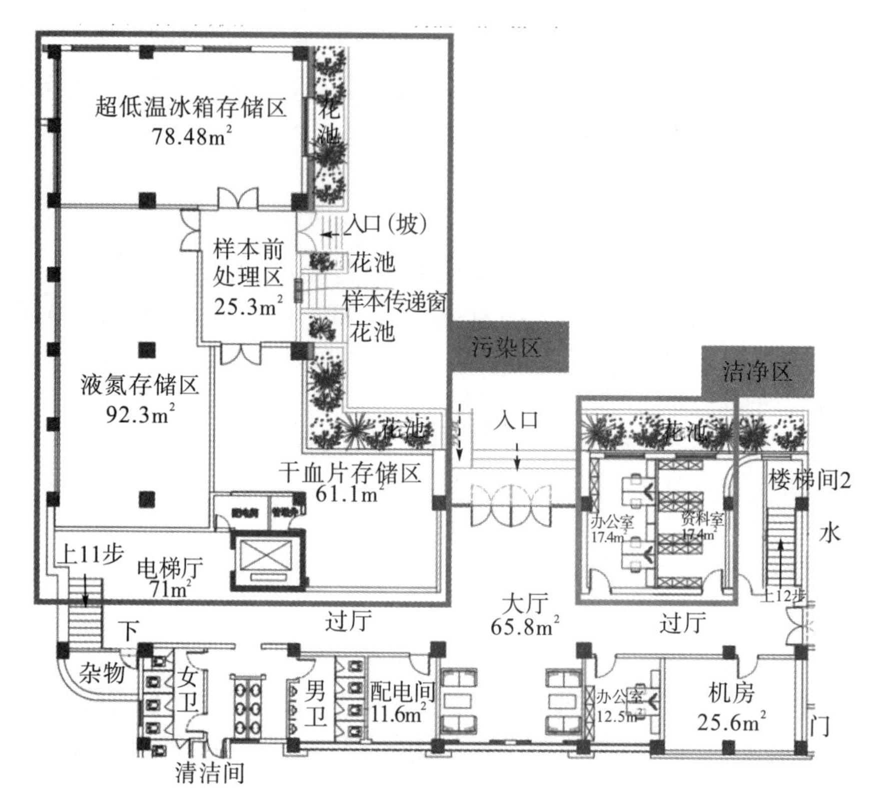

图 3-2-2-1　A 省妇幼保健院生物样本库布局图

二、人员与培训

生物样本库应建立与业务相适应的组织架构，明确管理路径、职责、权限及相互关系，配备相应资质（职称、学历、培训和实践经验）的操作人员和管理人员。

生物样本库负责人应具备一定的专业能力，熟悉生物样本库工作内容，确保生物样本库管理体系运行的适宜性、充分性和有效性。另外，还应配有从事特定工作的人员，包括知情同意和临床数据采集人员，样本采集、处理、库存管理人员，管理和使用生物样本库信息管理系统的人员等。生物样本库岗位分工与职责见表 3-2-2-1。

表 3-2-2-1　生物样本库岗位分工与职责

岗位分工	职责
生物样本库负责人	执行政策，并负责所有运行事务，遵守现行法律法规，负责样本库的管理工作。
质量管理人员	制订质量保证计划，并确保组织的全部运行活动符合样本库的标准操作程序（SOP）、必要的审计规定和政府的相关规定；进行定期、成文的内部审核，保证符合 SOP 和相关规定。
技术人员	技术人员应当具备要求的教育背景、足够的工作经验和培训经历，以确保能够按照样制定的程序执行分配的任务；技术人员有义务遵守主管规定的政策和程序。
采集与分装人员	参与样本的采集，将采集样本进行分装。制订样本采集方案、安排采集时间、控制样本温度、控制无菌情况、控制冻融、控制稳定性以及遵循血液、尿液等标本的采集规范等。
入库标识与储存人员	填写入库清单，将分装的样本进行正确标识，定位储存位置
样本出库管理人员	按照研究中的需求进行样本出库，保证样本取出过程的质量及安全，包括样本出库清单制定、出库清单二次确认、出库样本库中定位、样本解冻、冷冻下分解。
样本运输与包装人员	应了解：运输规范、法律法规的要求、温度要求、湿度要求、样本量与容积容器要求、包装测试与验证要求、运输条件、货运规则、货物追踪要求、确认收货要求等。
信息管理人员	建立数据库，维护系统软硬件温度，保证数据安全。工作内容包括数据识别、数据关联、数据保存、隐私与保密。
安全管理人员	监管各项安全问题，包括生物样本库场地、设施、设备的状态监管及对人员健康安全的监管。了解和遵守相关法律法规，监管安全基础设施，组织安全培训，配置个人防护装备，监察生物安全、化学品安全、电气安全、消防安全、人身安全等，制订应急预案。
员工培训人员	应对所有样本库员工进行充分培训，使其能够胜任岗位。制订培训计划，指定培训负责人和培训师，确定培训频次，开展交叉培训，编制培训文件，进行培训记录。

生物样本库由专职人员管理，所有工作人员需参加生物样本库标准化培训，并取得上岗证书。组织样本取材人员经过专业的病理解剖培训，掌握样本质量控制体系的各种指标要求。明确满足样本捐赠、伦理审核、知情同意、采集、处理、储存、注释、检索、检测、出库、运输、质量管理等功能需求的人员的职责。设立专人分别主管生物样本库的业务和质量，并根据职位需求进行相应的标准化操作流程、安全操作、设备使用、样本库信息化管理的培训。样本信息管理人员定期接受相关培训。

定期对人员进行培训、考核并评估培训效果。采集人员需经培训合格并持有医师或护士执业证书，采集信息双人复核；制备人员应进行无菌服穿戴的培训；制备、质量管理负责人与质量受权人不得相互兼任；如个别岗位职责需委托他人，受委托人应同样满足该岗位职责的资质要求，委托人仍然承担最终责任。

三、设备

生物样本库应根据工作范围配备所需的全部设备，应制备设备清单并定期更新，设备在安装及日常使用中应显示出能够达到规定的性能要求，并符合生物样本库工作的需求。生物样本库配备的设备宜考虑能源和将来的处置符合环保要求。

1. 生物样本储存设备，如各种冰箱、液氮罐、石蜡样本储存柜、大型样本储存设备。

2. 生物样本处理设备，如离心机、分液设备。

3. 病理设备，如取组织样本脱水包埋和制片设备、显微镜及拍照设备。

4. 安全洁净环境控制设备，如洁净工作台、生物安全柜。

5. 生物样本追踪设备，如标签打印机、条码扫描仪。

6. 实验室基本设备，如天平、移液器。

7. 监控设备，如温湿度监控设备。

8. 数据储存和管理的信息系统设备，如计算机、服务器。

9. 网络通信设备，如路由器、网络交换机。

随着科技的进步，生物样本储存设备越来越多，储存设备应根据储存样本的类型、预计储存时间以及样本的预期用途选择，同时考虑生物样本库的建筑体容量和结构设计，以及储存样本的数量（包括样本的预期增量）。

租借设备须由生物样本库的人员进行操作和有效维护，并能控制其校准状态，对租借设备的使用环境、储存等能有效控制。设备租借期内不能多家机构使用。

生物样本库为所有设施设备设计充足合理的空间，根据各区域面积及功能规划安排供暖、通风（自然/压力）、空调、水电、照明、灭菌、监控、温湿度、氧浓度、消防、污水与医疗废弃物处理系统等，并定期清洁、维保、校准和质检，制订应急预案。

应监测生物安全柜、洁净室的颗粒及生物负载系统，包括高效微粒空气过滤系统、A/B 洁净室内的空调净化系统；应规定监测频率和监测项目，如静态和动态下的悬浮粒子、沉降菌、浮游菌、表面微生物、压差、风速、温湿度等；对于 B 级背景下的 A 级区应采用在线尘埃粒子监测系统；定期清洗和更换初、中效过滤器，并定期在工作状态下对高效过滤器进行检漏，以防止损伤和泄漏。

所有设备应建档受控，专人管理且标识唯一，由经过授权的人员进行操作，并根据制造商建议的间隔时间，定期进行设备维护保养。分光光度计、移液器、天平、离心机等需定期进行计量检定与校准。实验室必备的安全设施（通风橱、防尘罩、灭火器、洗眼喷淋装置等）应定期进行检查。

目前，A省妇幼保健院出生队列生物样本库的主要设备包括：①−80℃超低温冰箱，每台冰箱均有冷链温控监测系统，实时监测储存的温度，对冰箱温度进行24小时持续监测；②液氮罐、小型便携式液氮运输罐，保证生物样本的低温运输和满足长期储存样本的需求；③配有条形码打印机、二维码打印机、扫描枪、低温耐液氮标签、低温高速离心机等。

四、生物样本的采集

（一）生物样本采集前的准备

1. 采集的目的与对象。

常见的生物样本包括组织、血液和各种体液，以及特殊的某一特定类型的细胞或某一特定的成分如DNA等生物大分子。通常样本采集有多种途径，包括外科手术、静脉采血、组织与器官捐赠等。由于采集的样本类型和采集方式不同，需不同的操作流程和人员安排。由临床医生提出采样申请，样本库人员审核，上交伦理委员会审批，审批合格后临床医生与样本捐赠者签署知情同意书。

2. 伦理评议、知情同意以及隐私保护。

（1）伦理评议。在进行人体生物样本采集前，伦理委员会应对涉及人体样本的生物医学研究进行审查，对样本库的人体生物样本采集、储存、分配和使用程序进行评估，其必须符合伦理基本原则。在进行生物样本采集之前必须获得捐赠者的同意，签署知情同意书，保护捐赠者的个人隐私。

（2）知情同意。在采集人体生物样本前，需要就生物样本采集、保存和使用等情况向捐赠者提供足够的信息，让其做出知情选择，决定是否为生物样本库提供样本和资料并同意用于未来的研究。根据实际情况，如果是针对某特定项目的，可以在知情同意书上概述此项目的基本情况；如果不针对某特定项目，可以提供未来研究使用情况的基本信息。注意将可能给捐赠者带来的风险降到最低，最小化与人体样本和相关资料收集有关的人身和心理风险，并确保样本和资料的收集工作不会影响到捐赠者。

（3）隐私保护。生物样本库应当按照程序要求保护捐赠者的隐私，包括隐匿样本和相关资料名称，为样本和资料指定代码或清除其所有相关信息，安全保管样本和资料，限制接触样本和相关资料，以及将捐赠者信息与研究人员隔离。

总之，需要将样本捐赠者的利益放在首位，保护捐赠者的利益。

（二）样本采集

1. 采集前的确认。

在样本采集前要最后确认签订知情同意书，核对捐赠者的签名，并确认捐赠者的身体和精神状态适合样本采集；确认相关人员防护符合要求，确认使用容器符合要求，已配备相应的标识工具或标签。

2. 血液样本的采集。

血液为重要生物样品，目前生物样本库主要储存血清、血浆和血细胞。血液样本的采集、处理、储存均按照标准化流程操作。采血前仔细核对捐赠者的信息，填写取材单，分别采集非抗凝血（红管）1管、抗凝血（紫管）2管，每管5mL。

为了保证生物样本检测及生物样本库建立的顺利进行，血样的抽取和处理必须严格按照下列要求进行（采血要求空腹）。

（1）实验室工作人员负责进行血液样本的采集、处理（包括离心分离血清、血浆、血细胞）。

（2）血液样本的采集方案：

·静脉血样本采集方案如下。

A. 采血用品准备：压脉带、一次性静脉采血针、采血管、消毒液、棉签等。

B. 将含研究对象唯一编号的采血编码贴于相应采血管上。

C. 抽血者必须确认研究对象登记表编号与采血管编号。

D. 用消毒液消毒双手后在研究对象的穿刺部位以上5～8厘米处，紧紧地系上压脉带，但不能太紧以至研究对象不舒服，压脉带的捆绑时间不应超过1分钟。

E. 嘱研究对象握紧拳头，选择合适的血管，消毒液消毒穿刺部位皮肤。

F. 将真空采血针针帽拔出后，针头斜面朝上，迅速地穿刺已选定的静脉。

G. 将真空采血针的止留套端插入真空采血管，待血量达到相应的体积后，拔出真空采血管。紫管和灰管须立即颠倒混匀6～8次。采样尽量在1分钟内完成。

H. 将采好的同一研究对象的血液样本垂直插入试管架，避免倾斜和倒置。

·末梢血样本采集方案如下。

A. 采血用品准备：压脉带、一次性静脉采血针、采血管、消毒液、棉签等。

B. 将含研究对象唯一编号的采血编码贴于相应采血管上。

C. 轻轻按摩采血部位（半岁以上儿童以无名指为好，半岁以下婴幼儿通常自踇指或足跟采血），使其自然充血，用消毒液喷洒局部皮肤，停留几秒，再用消毒干棉球擦干。

D. 捏紧刺血部位，用一次性末梢采血针穿刺，取血动作应迅速，深度约2～3mm，然后用儿童专用采血管采集末梢血。

E. 将采血管尽快检测，或制备滤纸干血斑保存。

（3）注意事项。

采血失败的处理：如第1次采血不成功，采血者应主动向研究对象道歉，同时应保持冷静，并思考原因。可能的原因包括采血者没有按照要求采血、研究对象肥胖、采血部位不合适或者体位不当等。在第2次采血之前应询问研究对象是否愿意更换抽血部位。抽取血样体积不足，且采血管中含添加剂时，需将此记录，以避免错误结果。

采血过程血流不畅的原因及补救办法：静脉穿刺后，开始血流顺利，但过一会儿后血流变慢甚至停流，研究对象手变得苍白或乌紫、冰凉。出现这种状况的原因可能是止血带绑扎过紧，压迫动脉，影响了动脉血的流量，同时也阻止了静脉血的回流，或研究对象握拳太紧，阻止了静脉血的回流，此时应松开止血带或嘱咐研究对象松拳，待手臂颜色恢复正常后再绑好止血带。其他原因可能是针头斜面紧贴血管壁，影响流速，此时可适当改变针头的角度和方向。

采血时晕针的处理：当研究对象看到针头出现脸色苍白、恶心、四肢无力、头晕、出冷汗、血压低等症状时应立即让其平卧，休息片刻即可恢复，必要时用手指压其人中，待其缓解后平卧采血。

采血后低血糖的处理：若研究对象抽血完毕后晕倒，脸色、口唇苍白，头晕，出冷汗，血压低，应就地让其平卧，手指压其人中，安慰研究对象，询问情况后，若诊断为低血糖，立即给予静脉推注50%葡萄糖注射液，待研究对象舒适后方可离去。

（4）标本采集的质量控制。

血液检验是服务于临床的实验室检查技术，其结果的准确可靠性直接影响临床医生的诊断和治疗。血液标本的采集是分析前质量控制的重要环节。为了取得准确可靠的检验结果，必须取得高质量的标本，使标本中的待测成分不受影响。

·采血前质量控制：

采血者采血前检查所有必需品是否齐全，确认有无存在缺陷和过期的使用物品。真空采血管是标本的收集管，也是检测管，采血管内的定量真空给采血过程提供动力，并且实现定量采集。真空度的设定是否准确，对检测结果有较大的影响。下面是影响真空度的几个主要因素：

其一，海拔越高，采血量越少。

其二，温度越高，真空度越低，采血量越少；相反，温度越低，真空度越高，采血量越多。

其三，一般来说，储存时间越长，采血量越少，这主要是由于采血管的试管及其密封件发生真空泄漏。

其四，患者的个体差异（如静脉压、血液黏度、血管状态等），比如患者过度紧张、化疗患者的血液黏稠度偏高以及血管硬化等都可能造成采血量不准。

其五，对针型的选择、采血终点的判断、静脉穿刺部位的选择等如果不当，会造成采血量不准。

采血前必须获得知情同意，检查研究对象的身体状况。某些生理因素，如进食、运动、情绪影响血液成分，因此采血应该在一定时间和生理条件下进行。如静脉采血前至少要空腹 8 小时；检测血脂需禁食 12～14 小时后采血，服药也会对实验造成干扰，因此采血时应询问是否服用过明显干扰实验的药物。血液采集前，应向研究对象做适当解释以消除疑虑和恐惧，尽可能使其避免剧烈运动以处于最佳状态。冬季研究对象由室外进入室内，应等其暖和、保证血液循环通畅后再采血。

· 采血时质量控制：

其一，严格规范血液采集规程，执行无菌操作和采血规范，防止研究对象之间的交叉污染，做到一人一针一带一垫。

其二，皮肤采血时应尽量避开炎症、化脓、冻伤的皮肤损害部位；皮肤出汗时，应先用干棉签擦干，以免稀释血液；采血时不要用力挤压皮肤，血液应以自然流出为佳。

其三，真空采血时要求采血者轻巧、熟练、准确，尽量保证一针见血，避免扎针时间过久导致组织液和血液凝固，影响检测结果。为防止溶血，穿刺部位消毒之后要先在空气中晾干后再进针，同时避免在血肿部位抽血，混匀血液和采血管添加剂时动作要轻柔

其四，真空采血采集多管血时，要按照一定的顺序进行，NCCLS 推荐的顺序为：①血清管；②紫管；③灰管。动作要迅速，采血时间越短越好，除血清管外，其余的采血管当达到所需血量后立即 180 度倾倒摇匀 6～8 次，使血液与添加剂充分混合均匀。

· 采血后质量控制：

其一，采血后的核对工作。采血完毕，收集采血管，再次核对项目采血管编码，确认无误后，将血标本试管放入试管架上。

其二，对真空采血用品的处理。使用后的采血针头置于利器盒中，棉签和其他污染用品必须丢弃在一个特殊的“医疗废物容器”里。

其三，抽血室的清洁工作。桌面每日用消毒液抹净。空气用紫外线灯每天照射 30 分钟并做记录，紫外线灯管每周用 75％酒精纱布擦拭一次，紫外线强度每季用指示卡检测一次，并做好记录。

其四，采集后及时保存与送检。理想状况下，血样处理应在采集后 1 小时内完成，因为 1 小时后细胞生存力会迅速下降，进而导致细胞结构破坏及蛋白质、核酸分解。调查血液不能及时送检至实验室时，应低温冷藏于 4～8℃冰箱，以延长血标本保存时间。注意低温保存不要超过 24 小时。

3. 尿液样本采集。

（1）尿液样本采集的前期准备工作。

工作人员需具备良好的教育水平，并受过标准化培训。按照下文规定程序要求进行尿液样本的采集、运输与储存。

采集尿液样本前，必须获得被采尿者的知情同意。

被采尿者留取样本前，工作人员需向被采尿者介绍留取标本的正确方法以及相关注意事项，若语言无法交流，应给予书面指导。

采尿室应设置在厕所内，保持清洁、明亮、整齐、温暖，设置隔间，保护被采尿者的隐私，使被采尿者感觉安全与舒适。

除不具备自主采集尿液样本能力的被采尿者外，均由被采尿者自己采集尿液样本。

被采尿者应使用自己的采尿杯收集尿液，不得与他人混用。

被采尿者应排除月经期，避免粪便等污染尿液。

（2）随机中段尿采集法。

采尿器具为 30mL 采尿杯。

采尿杯要求：为一次性用具；清洁、干燥、无菌、无附着干扰物、无渗漏、无颗粒，且制作材料与尿液成分不发生反应；容积≥30mL；采尿杯的开口为圆形，直径≥4cm，且底部较宽，放置稳定；杯盖易于开启，且密封性良好，同时具有一个可通过针头的小孔，孔上有防水标签可覆盖。

采集步骤如下。

第一，采用一次性带盖的塑料采尿杯。

第二，被采尿者采用一次性带盖的塑料采尿杯收集清洁中段尿约 30mL。

第三，将尿液标本倒入 15mL 带盖的塑料离心管中，拧紧管盖。

第四，将被采尿者编号、姓名等信息清楚地标记于相应的塑料离心管上。

注意事项：应避免月经血或阴道分泌物、精液或前列腺液、粪便等的污染。

4. 组织样本采集。

组织样本取材时应当保持样本新鲜，防止脱水，将其放置在无菌容器中。取材时严格控制时间，在组织热缺血 30 分钟中进行。首先对大体样本进行拍照，拍照时要采用深色背景衬托。取材时，要做无菌消毒并做抗 RNA 酶预处理，用抗 RNA 酶预处理的无菌生理盐水洗去样本上的血污。在切除组织样本时应当佩戴无菌手套、使用无菌工具，切除不同样本以及在不同位置切除同一样本都应使用新的刀片和工具，防止来自器材的交叉污染。如果样本本身不处于无菌状态，如消化道肿瘤或者表面存在大量血液，建议先用生理盐水进行清洗，尽量减少细菌的数量或洗去血液成分，在清洗结束时将盐水尽量蘸干，以防止立即冷冻后在冷藏样本的外侧形成冰晶体。组织需要切割成适当大小进行分装，大小一般为0.5cm×0.5cm×0.5cm左右，质量尽量保证在100mg以上。组织样本分别放入标识了捐赠者病案号、姓名及取材日期的无菌容器中。可根据样本大小来决定取材份数，在不影响病理诊断的基础上尽可能多留取样本，记录样本热缺血的时间和运输的时间。样本可以立即送往样本库处理，也可以经快速冷冻后转入低温储存设备中。建议对多数样本都进行快速冷冻，防止细胞内形成冰晶损坏细胞结构或活性分子的结构。

组织样本的取材需要遵循临床病理规范。就肿瘤组织而言，取材部位包括癌灶、癌灶周围的癌旁非癌组织，远癌正常组织如距癌灶边缘最远端或5cm之外。取材时，尽量以癌灶为中心水平向两侧取材，尽量保证足够大的组织样本。本着避免交叉污染的原则，取材顺序依次为正常组织、癌旁组织、癌组织。正常组织：距肿物最远且无肉眼病变处。癌旁组织：距肿瘤肉眼边缘1cm处。癌组织要取肿物处无出血、坏死、囊性变、黏液、钙化等病变的组织。

5. 其他类型的样本。

唾液和口腔细胞样本的收集工具包括无覆盖棉卷、覆盖聚丙烯的聚醚锟和石蜡等。研究人员可以要求捐赠者直接提供唾液样本，存放在容器内。容器的开口应当足够大，便于样本采集。

指甲和头发剪取物用于痕量金属分析，这些样本易于收集、储存和运送。

其他样本，如捐献器官、人体病原微生物等的采集都有相关规定，应用时需要按照规定进行采集。

（三）样本采集的信息记录

生物样本采集过程中的所有数据都应准确记录，并与生物样本相关联，数据应全部录入信息系统，便于信息化检索、管理及使用。通常记录的信息包括：①临床病理特征以及随访信息，如捐赠者的基本信息、生理及病理状态、采集内容以及时间等；②患者的随访信息、疾病转归情况，以及反应情况；③采集样本的信息，如器官、位置、类型、大小，以及样本捐赠者的实验室检查结果等。

五、生物样本的处理

采用5mL EDTA抗凝管采集血浆，5mL红管采集血清。由实验室工作人员负责血液样本的处理。

（一）生物样本的离心

5mL EDTA抗凝管：血液样本采集于5mL EDTA抗凝管后，立即颠倒6~8

次混匀后离心，采用3500rpm离心15分钟，使血浆、血细胞完全分离。离心分离后的上清液（血浆）、白细胞、红细胞分别转移到相应的冻存管中。

5mL红管：血液样本采集于5mL红管后，直接将其放置于试管架上，室温静置至少30分钟以上，待有少许血清自然析出，以3500rpm离心15分钟，使血清和血细胞完全分离，将血清转移到相应的冻存管中。

（二）生物样本的分装

离心完毕之后，实验室工作人员采用一次性移液管（含刻度、1mL）依次将血清、血浆、白细胞、红细胞分装至相应冻存管中（1代表血清透明管，2代表血清棕色管，3代表血清透明管，4代表血浆棕色管，5代表血浆透明管，6代表白细胞管，7代表红细胞管）。冻存管应该贴有和采血管编码一致的二维编码条。

将冻存管转移到－20℃冰箱中保存，同时填写生物样本采集及出入库登记表。

（三）滤纸干血斑的制备

采集新生儿末梢血标本（抗凝末梢全血、末梢全血）制备成滤纸干血斑，以建立新生儿生物样本库。

先准确而清楚地填写滤纸干血斑采血卡，再用移液器从样品管中吸取100μL抗凝全血（或血细胞），对准滤纸印圈的中心处，将样品滴在滤纸上，或将穿刺后自皮肤伤口流出的末梢全血直接滴加在滤纸印圈的中心处。每份生物样本连续在三个印圈上滴加样品，即每份生物样本制备3个干血斑。于室温下自然干燥至少4小时（潮湿气候下至少干燥24小时），不要加热或堆叠血斑，请勿与其他界面接触。

血斑充分干燥后，将滤纸干血斑采血卡订在对应的采血卡片上，并将研究对象的唯一性编码贴于滤纸干血斑与采血卡交界处，将其放入密封袋中，每张干血斑单独保存，避免血斑之间相互污染，轻轻将封口袋中的空气积压出去封口，保存备用。

六、生物样本的储存与标识

首先，选择合适的储存容器并进行标识；其次，选择适合储存温度的设备，并记录样本储存的状态和位置。储存样本应进行实时追踪和定期核对，并对储存的内部和外部环境进行监控。

（一）生物样本的标识类型

在生物样本库管理过程中，样本的信息化标识十分重要，采用条形码标识是样本资源库建设所必需的。目前生物样本库条形码标识有几种，如一维码标识、二维码标识和无线射频识别（Radio Frequency Identification，RFID）标识。一维码信息容量小，只能表示数字、字母和符合，且只能在符号的水平方向上表示信息，垂直方向上不表示信息，一旦遭到损坏便不能阅读；二维码可直接显示英文、中文、数字、符号、图形，在水平和垂直方向上都能表示信息，信息容量大，有强大的纠错和加密功能，损污 50%仍可读取完整信息，只是二维码要使用专用的图像式阅读器才可以阅读。

（二）预印与后印

使用条形码标记储存容器有两种方法。当前最常用的做法是后印，即使用条码打印机以热转印的方式把条形码和样本信息打印在标签上，然后粘贴于储存容器上。这种方法的潜在风险是粘贴的标签会脱落，造成样本信息丢失，甚至样本信息混乱。

还有一种方法是预印，采用激光蚀刻冻存管上的条形码。其优势在于：①厂家批量制作，成本低；②厂家批量打印省去了用户自行打印并粘贴的麻烦；③可较为容易地实现各个单位的号码分配，不需要自行编码；④统一编码，并存在重复（尤其是二维码）；⑤患者的实际信息需要在信息库中匹配，预印的底部二维码冻存管可以方便地与一些自动化设备组成自动化系统，从样本分装到扫描识别的速度都大幅度提高，具有极强的扩展性和信息化管理能力。预印存在的问题：预印标签没有任何患者的相关信息，在没有数据库匹配的情况下将无法进行样本识别。

（三）出生队列生物样本库生物样本标识规定

为确保出生队列研究中所有研究对象的生物样本唯一性和可识别性，收集的所有生物样本均采用统一编码，生物样本采集及处理过程中均应在生物样本采集及出入库登记表上做好相应记录。

生物样本的编码为识别血液样本和尿液样本的关键。所有血液样本的编码均由纳入研究对象的调查编码（注：与体检信息、问卷等部分使用的个人编码不同）前加血液识别码“B”组成（“B+研究对象的调查编码”）。尿液样本的编码由纳入研究对象的调查编码前加尿液识别码“U”组成（“U+研究对象的调查编码”）。具体编码原则如下。

各参研机构对研究对象进行 16 位数的统一编号，同时与孕妇身份证号进行匹配。

第 1~6 位数字：国家统一规定的监测点代码，取值 0~9。

第 7~8 位数字：调查机构代码，即调查地区所选参研机构的编码，取值 0~9。

第 9~13 位数字：调查孕妇的流水号，依次从 00001 开始编号；各参研机构按孕妇入组的先后顺序进行流水编号，并务必保持孕妇与新生儿童编码一致。

第 14 位数为研究对象识别码："1"为妈妈，"2"为所生的第一个孩子，"3"为所生的第二个孩子，多胎依次类推，每胎都需填写。

第 15～16 位数（为数字）：为抽血次数或留尿次数，即第几次抽血或第几次留尿。

（四）出生队列生物样本库生物样本标识的类型

1. 一维采血编码：由血液识别码"B"与 16 位数字组成（图 3-2-2-2）。

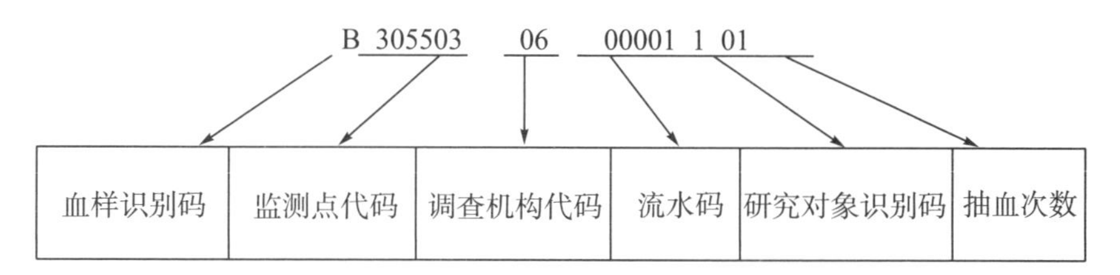

图 3-2-2-2　一维采血编码示例

（××省××市/县医院，00001 号妈妈第 1 次抽血的采血编码）

2. 一维采尿编码：由尿液识别码"U"与 16 位数字组成（图 3-2-2-3）。

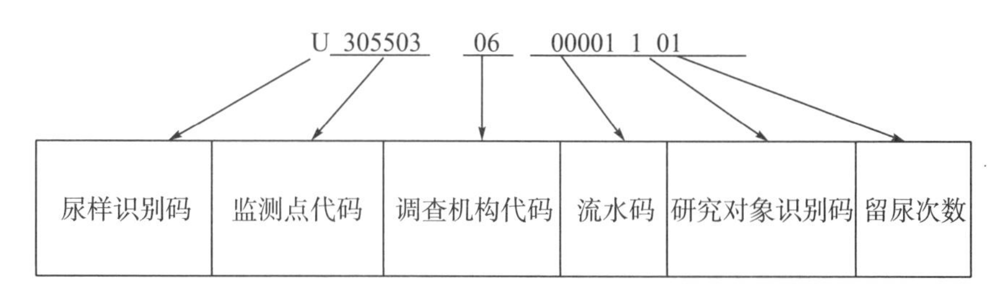

图 3-2-2-3　一维采尿编码示例

（××省××市/县医院，00001 号妈妈第 1 次留尿的采尿编码）

3. 一维干血斑编码：由血液识别码"B"与 16 位数字组成（图3-2-2-4），并将母亲编码（1）变成孩子编码（2）。

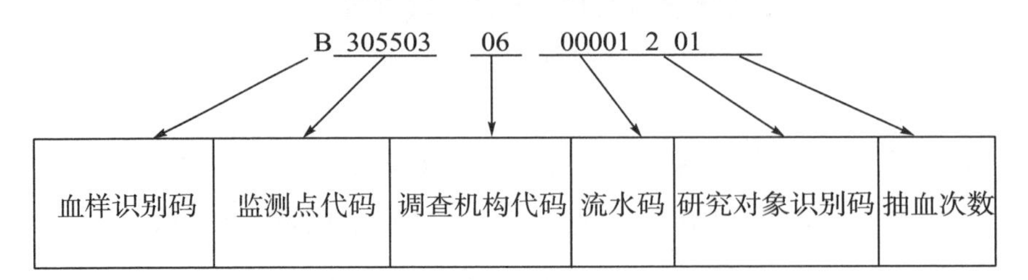

图 3-2-2-4 一维干血斑编码示例

（××省××市/县医院，00001 号妈妈第 1 个孩子第 1 次抽血的采血编码）

4. 二维采血编码（用于冻存管）：二维识别符和“B+16 位数字”。一维和二维采血编码的 16 位数字编码方法完全相同，底部增加血样类型识别数字（1 代表血清透明管，2 代表血清棕色管，3 代表血清透明管，4 代表血浆棕色管，5 代表血浆透明管，6 代表白细胞管，7 代表红细胞管）。

生物样本采集、检测、储存、转运过程中，生物样本采集管、冻存管上的编码以及登记表上的编码均采用此唯一性编码。生物样本采集及处理过程中务必将研究对象的唯一性编码分别贴于相应的生物样本采集管、冻存管上，采血管和冻存管的编码条必须竖贴。

5. 冻存盒的编码原则。

冻存盒编码全部采用一维编码条，“BF”为冻存盒识别字母，第 1～6 位数字为监测点代码，第 7～8 位数字为调查机构代码，第 9 位数字为该冻存盒内冻存管的代码，取值 1～7，第 10～13 位数字为冻存盒盒号的流水码，从 0001 开始编码（图 3-2-2-6）。注意：须同时贴于盒身与盒盖。

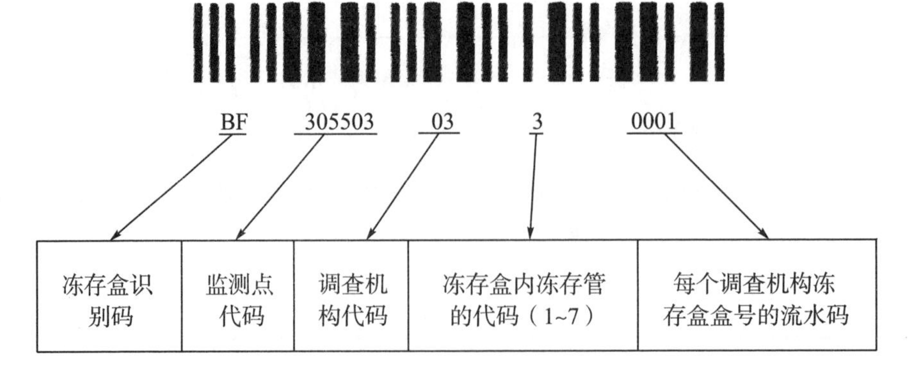

图 3-2-2-5 冻存盒一维编码示例

（五）生物样本标识的使用方法

实验室工作人员在获得所有的编码后首先要参照项目工作手册，核对编号是否为本监测点代码（前6位数字），并参照表3－2－2－2核对各类采血编码的数量。然后按照表3－2－2－3要求进行粘贴。

表3－2－2－2　各类型编码数量清单

编码种类		位数	特征标识符	每个监测点（县/区）数量
采血编码	一维编码	16	一维条形码，16位编码前加“B”，第1～6位数字为监测点代码，第7～8位数字为调查机构代码，第9～13位数字为流水码，第14位数字为研究对象识别码，第15～16位数字抽血次数。	抽血次数为1的条码：5个/人。抽血次数为2的条码：7个/人。
冻存管编码	二维编码	16	二维标识码，与采血管一维编码16位数字编排方法完全相同，编码前加“B”，底部增加血样类型识别数字。	9个/人。
冻存盒编码	一维编码	12	一维条形码，编码前加“BF”，第1～6位数字为监测点代码，第9位数字为冻存盒内冻存管的代码，第10～13位数字为冻存盒盒号的流水码。	4个/盒。

表3－2－2－3　各类型编码粘贴要求

	粘贴位置	数量	粘贴编码类型
采血	2mL EDTA抗凝采血管	1	第一次抽血的一维采血编码
	5mL非抗凝采血管	1	
	2mL氟化钠抗凝采血管	1	
	15mL离心管	1	
	生物样本采集及出入库登记表	1	
	生物样本转运及接收登记表	1	
	备份	1	
	5mL EDTA抗凝采血管	2	第二次抽血的一维采血编码
	5mL非抗凝采血管	1	
	生物样本采集及出入库登记表	1	
	生物样本转运及接收登记表	1	
	备份	1	

续表3-2-2-3

	粘贴位置	数量	粘贴编码类型
采血	1号血清透明冻存管	1	二维冻存管编码
	2号血清棕色冻存管	1	
	3号血清透明冻存管	1	
	4号血浆棕色冻存管	1	
	5号血浆透明冻存管	1	
	6~7号血细胞冻存管	2	
	备份2张（底部无类型识别符号，替换时需要手动标识）	2	
冻存盒	冻存盒盒盖正中	1	冻存盒编码
	盒身正面左下角	1	
	备份	2	

七、生物样本的运输

生物样本在运输过程中应确保质量不受影响。

（一）适宜的运输条件

运输生物样本时，要考虑生物样本运送时间、运送距离、气候、季节、运输方式、适用的法律法规以及所运生物样本的类型、数量。

1. 需要室温运送的样本，如石蜡包埋的组织及制作的切片样本，使用隔热包装减少温度波动的影响，防止温度超过27℃。

2. 需要保持干燥或者防脱水的样本，如干血样本，应被封闭在防水塑料袋中。

3. 需要低温运输的样本，如一些蛋白质样本，使用胶体冰袋或者其他一些制冷剂保持温度在2~8℃。

4. 需要深低温在−80℃冰冻条件下运输的样本，如新鲜或OCT包埋的冰冻组织样本和血液成分样本，使用干冰块或干冰袋制冷。

5. 需要更低温度运输的样本，如细胞和部分冷冻组织样本，需使用液氮罐。

（二）合适的包装和制冷剂

生物样本应根据选择的储存条件选择合适的包装，并按照规定的要求进行包装。完整的包装包括主容器、辅助包装和外包装。

1. 主容器：生物样本直接放在主容器中，主容器由塑料、金属或玻璃制成，应能防水防漏，如果是旋盖的应该有封口膜防漏，保证完全密封。在主容器表面上贴上标签，包含生物样本类别、编号、名称、数量等信息，帮助区分容器内的样本。

2. 辅助包装：在主容器之外的是辅助包装。必须在主容器和辅助包装之间填充缓冲材料，缓冲材料必须充足，能够吸收所有的内装物。多个主容器装入一个辅助包装时，必须分别包装。主容器和辅助包装之间可放置制冷剂，此时选用隔热的辅助包装，应牢固地用胶带封住包装防止制冷剂凝缩和提供额外的安全保护。

3. 外包装：要足够牢固，应当充分保证一定的体积、重量和特定使用的要求。外包装和辅助包装之间应填充缓冲材料。随货运送的文件，如生物样本转运登记表等放在外包装和辅助包装之间，也可以固定在外包装上。外包装上的标签应该具有耐受性且清晰易辨识，应有寄送地址和寄送者的详细信息。

（三）生物样本的运输要求

选择有一定知名度、有相应资质、有递送生物样本的经验和能力的运输方；熟悉相关国家运输的法律法规和需要的文件证明；对于在运输温度和时间上有要求的样本，能及时处理和加快运送，能在 24 小时内连续递送冰冻样本；运输时有标准化记录和运输日志等。

生物样本的运输过程应能被追踪并记录，生物样本从运输前出库、包装到运输的过程都应被记录，包括出库样本的详细清单、出库日期和时间、处理和包装的方法以及操作人员，并核对这些信息以确保运输样本的正确性。运输过程中，应确保生物样本运输的安全，运输应符合国际和国内航空、船运、铁路和公路对危险品运输的规定，地面运输应满足国家相关法律法规和标准的要求。

生物样本的运输应符合生物安全要求，参照《可感染人类的高致病性病原微生物菌（毒）种或样本运输管理规定》。

（四）生物样本的接收

核对生物样本信息，检查样本冷冻管有无破损和溢漏等。记录血液样本有无严重溶血、微生物污染、血脂过多以及黄疸等情况。如果污染过重或者不符合接收要求，应将样本安全废弃，并立即将样本情况通知送样人，要求重新采集样本。将接收的生物样本保存至相应的冰箱中，做好入库记录。

八、生物样本的储存

生物样本库拥有对生物样本的保管权后，要履行保存样本并保证其质量的职责（也就是样本的储存）。大多数样本都保存在低温条件下，因此，采集完的样本应立刻按照要求储存，贴上适当的标签进行标识，并记录样本储存的状态和位置，保证样本的质量。储存样本应进行实时追踪和定期核对，并对其储存的内部和外部环境进行监控。

（一）样本储存温度的选择

应考虑生物样本类型、所含目标分析物和样本的特性、预期储存时间等，活细胞或需要长期保存的生物样本应储存在液氮或液氮气相环境中，超低温环境能使细胞等生命体的代谢活动停止。中长期保存的生物样本可以储存在－130～－40℃的环境中，可延缓蛋白质和核酸等的降解，保证样本的完整性。短期保存的生物样本可以储存在－20～4℃的环境中。使用特殊保存液或福尔马林固定石蜡包埋的生物样本可以储存在室温条件下，但应控制温度不宜过高。

（二）储存设备的选择

当样本需要被低温储存但不需要冷冻时，应选择冷藏室或者低温冰箱，一般温度保持在 2～8℃的范围，只能用于血液样本的短期储藏。

当样本需要被冷冻保存时，应选择使用超低温及深低温的冰箱，一般来说，－40℃低温冰箱可以实现血液制品的保存，－80℃深低温冰箱基本能实现组织标本的长期存放。

当样本需要长期保存在－140℃以下时，应选择液氮冰箱。

（三）储存设备的监控

储存设备的温度应受到报警系统严格监控，并制定紧急处理程序，当温度超出正常范围时，需采取正确的应对措施。应采用自动化的温度监测系统来连续监测所有储存设备的温度和其他参数。

（四）储存制冷设备的日常维护

对于储存制冷设备应进行日常维护，尽量保证每次冰箱门开启持续时间不超过 5 分钟，间隔不短于 20 分钟。开闭应做详细记录，记录开启目的、关闭冰箱门前显示的温度、开启和关闭的时间及出现的异常情况。运作异常的时候，应记录并保告给设备管理部门。

储存制冷设备最好采用人工除霜，自动化的冻融循环会使生物样本降解。在冰箱运行满 24 个月时，必须进行一次除霜。每次除霜前，需要准备好足够的干冰。将样本从需要除霜的冰箱内取出后迅速放入干冰中，并覆盖上一定数量的干冰，然后转移到备用的储存设备中，除霜完成后将样本按原有储存位置重新转移回该冰箱。

（五）生物样本的储存

生物样本库中冰箱、冻存架、提篮、冻存盒以及容器的位置应当采用同一惯例进行编号。每个位置组合都应当表示生物样本库中的唯一位置。

使用生物样本信息管理系统时，储存空间的位置标识应与信息系统内的位置信息相同或一一对应，使其可以显示当前储存空间，并为新进样本分配预留空间。应及时修正信息系统内实际空间位置信息。

生物样本库应能追踪到所储存的每一个生物样本，维持所有生物样本采集、接收、储存和运输的记录来实现样本的追踪，保证出入库记录及时更新。生物样本信息管理系统应具有这一功能。

九、样本信息的采集和管理

样本的相关信息是样本不可缺少的重要组成部分，生物样本库活动过程中的所有信息数据作为样本的一部分，应记录保存。

样本相关信息的采集应具有合法性，符合相关法律法规、伦理道德的要求，注意人权和隐私保护等。

样本相关信息的采集和样本采集都需要知情同意。捐赠者取消知情同意后，在销毁样本的同时应删除与该捐赠者和来自其样本的一切相关数据。不建议盲目扩大信息搜集的范围和内容，特别是对于涉及个人隐私的特定信息，除非获得伦理委员会的同意，一般不搜集，或搜集后立刻进行完全隐私化处理。

生物样本相关数据的采集取决于所要采集样本的类型、样本研究使用的目的以及知情同意或相关授权。在符合法律法规和伦理道德的前提下，应尽可能采集完整有效的数据，未经授权的人员不得与样本捐赠者进行联系。

无论对相关数据采集量的要求是什么，采集高质量的样本数据并采用一套每个样本都要采集的标准化的共同数据元素是最佳实践。

样本临床研究数据采集包括但不限于人口学资料、生活方式、环境和职业暴露、癌症史、病理资料、诊断、疾病分期、治疗数据，以及跟踪研究参与者的临床结果等。应在样本采集前给出最少采集的数据要求，即形成完整样本的数据要求。

样本信息采集数据主要包括：

1. 捐赠者的身份信息，包括身份证号、出生日期、性别、民族、出生地、住所、家族史等。

2. 捐赠者的生活习惯，包括饮酒和吸烟史、环境与职业暴露等。

3. 捐赠者的知情同意书，包括知情同意书的电子副本和编号等。

4. 捐赠者的病理诊断，包括诊断的数据以及肿瘤的形态、大小和级别等。

5. 捐赠者的治疗和手术，包括治疗方法、用药情况、治疗地点、手术类型和恢复情况等。

6. 样本的采集，包括样本的来源、采集方法、采集样本的数量和质量、采集后处理等。

7. 样本的储存，包括储存样本的类型、条形码编号、储存位置、储存条件和冻融记录等。

8. 样本的运输，包括运输的时间、目的和接收方等。

9. 样本的使用，包括样本使用的人员、项目和研究结果等。

样本数据采集应当遵循统一的描述规范和编码标准，便于数据的统一和共享。

应由具备专业能力的人员对采集的数据进行审核，保证数据的准确性和有效性，找出有疑问和不完整的数据，进行补充和修正。只有经过培训的人员才能采集、输入、转移数据并使之生效。同时监控采集数据的质量，保证数据长期有效。

所有原始记录都应得到妥善保管，任何数据的更正、修改、补充都应由获得授权的专人进行，应完整、准确、清晰地记录临床数据，操作人应签名，并注明日期。

数据记录需要修改时，应保持原数据记录清晰可辨，并应注明修改理由、修改者和修改时间。

允许开发访问的样本数据应只包含无法汇总和识别个人身份信息的数据，而受控访问的样本数据可以包含与识别个人身份信息有关的信息。

十、生物样本的销毁

储存的样本有时候需要销毁，样本销毁前应当向样本库中心执行委员会提出申请，经批准后才能执行。申请销毁的样本必须符合以下两个条件之一：

1. 样本的质量出现问题，已确实无法保证其应用价值，且该样本获得的途径广泛、供体数量巨大，为非稀缺样本，为了不占用宝贵的样本储存空间而销毁样本。必须在提出销毁申请的同时，提交样本的质量监测报告，并由样本库中心执行委员会委托第三方随机抽取申报样本中的一部分进行质量检测，在确认样本不再有应用价值后，样本库中心执行委员会给予书面批准。

2. 样本捐赠者提出反悔意见，撤销知情同意书并要求销毁所捐赠的样本。由捐赠者本人向样本库递交撤销同意书的申请，先口头提出限制样本的取用，撤销知情同意书的申请被递交到样本库中心执行委员会核对销毁的知情同意书信息，执行样本的销毁。样本的销毁应尊重样本捐赠者权利，必须由样本库中心执行委员会委托第三方监督样本的销毁。样本库会无限期地储存所有的生物样本及其数据用于将来的使用，除非样本必须废弃或者捐赠者撤销知情同意书。

在样本库中心执行委员会批准样本销毁后开始执行销毁流程。根据样本库中心执行委员会给出的需要销毁的样本清单，在信息系统中核对需要销毁的样本，确定其储存位置。将要销毁的样本和直接接触样本的容器放入高压灭菌的防生物危害的销毁袋中，然后交给有样本销毁许可的公司进行焚烧处理。在样本销毁记录表中记录样本销毁的原因、批准和执行销毁的日期，以及执行销毁的人员。对于因撤销知情同意书而被销毁的样本，其所有相关信息和数据应从信息系统中删除，相关的文本记录也应销毁，仅保留撤销知情同意书的申请和生物样本销毁的记录。

十一、生物样本的使用

生物样本库有必要向研究者公布相关样本的库存信息，接受研究者对样本及相关信息的申请。生物样本库本着公平、公正的原则对研究者的项目的科学性、伦理问题进行逐一审查，对审查合格的项目发放样本。

（一）样本使用的伦理问题

捐赠者对样本拥有所有权。在捐赠者知情同意的情况下，样本的所有权从捐赠者转移至生物样本库。生物样本库应在捐赠者同意的授权范围内允许研究者利用生物样本从事科学研究。研究者从生物样本库获得样本进行研究，其范围应与捐赠者知情同意书所规定的范围相一致，不能超过原知情同意书所规定的范围。如研究范围超过原定范围，需要再次获得捐赠者的知情同意。

生物样本库信息系统应对捐赠者的保密信息设置数据访问的权限，特别是捐赠者的身份、医疗、遗传、社会和个人历史等信息。相关数据访问级别应形成文件并通过机构或独立伦理委员会的审核，以得到适当的监控。生物样本库应对捐赠者的个人隐私进行保护，对相关临床信息及其他信息保密，在质量控制等检测过程中获取其基因组序列和遗传信息的，要严格控制并保密。

生物样本库对样本拥有保管权并承担相应的责任，包括保证样本质量、保护捐赠者隐私、对相关数据保密、合理使用样本和数据，相关政策应透明公开。生物样本库向研究者提供样本时必须去隐私化。研究者获得了这些样本以及相关数据后，也应该同样遵守相应的伦理法规要求，除合理使用样本和相应信息外，如果研究过程中涉及捐赠者种群、地域等特定人群分类信息，对结果的公布要慎重，不能损害捐赠者所在种群、地域等的群体的相关利益。生物样本库应在批准研究者使用样本前签订样本使用协议，规定上述内容。

生物样本库应向公众公开必要的信息，如样本被谁使用和如何被使用、如何保护隐私等，以取得公众对生物样本库的信任，并得到公众对样本捐献的支持。

（二）样本使用的申请与审核

1. 生物样本库应建立完整的样本外部使用申请程序，建立标准格式的样本申请表，在网上公开并提供下载。

生物样本库应告知申请者可以申请的样本资源情况，如在网上提供可供查询样本去隐私化后的简单清单、相关编号及必要的说明信息。申请者根据需要选择样本，下载申请表格进行申请。

2. 申请书的内容主要包括：①申请者的姓名和联系信息；②研究项目的名称、目标和预计结果；③研究项目经费来源；④项目进行的地点；⑤研究项目开始的时间和可能持续的时间；⑥需要样本的类型、数量和规格；⑦项目研究使用的方法，主要是使用样本的方法；⑧研究项目在伦理方面的评估和考虑；⑨参与研究人员的简历，首席研究员的详细联系方式；⑩如有第三方参与项目，应提供第三方人员和机构的详细信息等。

3. 样本库接受申请后，由生物样本库的核心管理部门对申请书进行审核。由科学委员会审查项目的科学性，由伦理委员会审查项目中涉及的伦理问题，最后由管理委员会汇总意见决定是否予以批准通过。

对项目科学性的审查应该包括：①申请使用样本项目的科学价值；②实验或研究设计能够解决项目提出的问题；③样本在研究中使用方法的创造性和创新性；④是否有类似的研究已经做过或发表过；⑤是否有足够的研究经费支持项目完成；⑥研究结果发表、申请专利或者帮助发现和开发新药的可能性等。当出现对同一样本的多个申请，而样本不能同时满足这些申请时，应决定样本提供的优先次序，并需要考虑研究项目的重要性，是否能够最大限度地利用样本以及申请者是否愿意将研究数据与生物样本库共享等。

生物样本使用申请书审批流程见图 3-2-2-6。

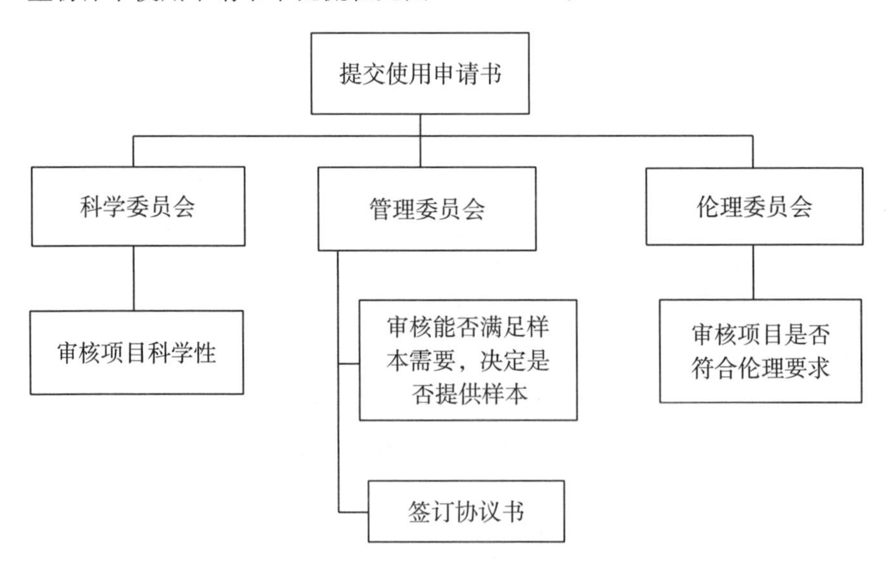

图 3-2-2-6　生物样本使用申请书审批流程

（三）使用申请获批后转运及使用注意事项

生物样本使用申请获批后，申请者可联系生物样本库进行样本转运。此时，生物样本库将要求申请者签订一份样本转移协议。签订的样本转移协议作为重要文件归档，其中的内容主要有：①声明样本可能具有潜在的传染性和其他未知的特性；②在没有得到生物样本库知情同意和签订新的样本转移协议的情况下，样本不能提供给第三方；③样本的接收和储存、项目结束后未使用样本的返回或废弃的指导说明等。

申请者在使用中应注意：样本是不可再生资源，申请者必须合理使用样本，在保证研究的前提下做到节约。获取的样本在研究结束后仍有剩余的，应联系生物样本库进行归还，或者经生物样本库批准后销毁。

（四）生物样本使用的惠益共享

生物样本使用所产生的惠益应体现利益相关方的权益，并以协议的形式存在。这份协议应与研究计划一并提交伦理委员会审查。在协议中应体现样本利益相关各方的权益，其内容主要包括：

1. 明确供使用的生物样本的描述，如类型、数量，通过协议约定生物样本库的贡献，并给予确定的补偿是可行的。

2. 明确对样本捐赠者资料的使用及未来的惠益分享原则。未来的研究结果如有助于改善捐赠者或其直系亲属所患疾病的治疗思路或早期诊断方案，研究方则有义务为其提供科学合理的建议。

3. 协议要明确样本利用的范围。出于保护遗传资源和捐赠者隐私的考虑，研究项目开始前需明确样本利用的范围，不能超范围使用。

4. 从资源共享和知识产权保护的角度来说，从生物样本库中获得的样本及其相关信息，在文章发表、专利申请和成果奖励时应注明生物样本来源。参与项目研究的单位和个人提供生物样本及其相关信息的，将根据其数量和质量分享相适应的知识产权。利用生物样本做进一步的科学研究获得的重要发明和成果主体应归属研究的发现者。

5. 由使用样本及相关数据获得的知识产权应遵守国家在知识产权方面的法律法规，包括《中华人民共和国专利法》《中华人民共和国著作权法》《中华人民共和国人类遗传资源管理条例》《生物多样性公约》等。如发生样本捐赠者、生物样本库和样本使用方之间的利益冲突，应按照国家相关法律法规的规定进行处理。

十二、信息系统

生物样本库应配备生物样本信息管理系统。

生物样本信息管理系统是为了管理生物样本和相关信息所建立的，具有收集、保存、检索和分析功能的信息系统。

生物样本信息管理系统的功能主要包括：①追踪捐赠者的问卷和知情同意；②管理生物样本的采集、处理、储存和运输；③管理生物样本库质量控制的程序和文件；④对捐赠者临床数据进行电子采集、安全保护、报告管理（包括库存、采集、使用、质量控制等的报告）；⑤对临床和实验数据的挖掘。

生物样本库信息管理系统应方便使用和安全可靠，并且具有灵活的可扩展性，能适应生物样本库不断发展和变化的需求，如新的方法流程、新的设备技术和新的储存容器类型等。这也是生物样本库管理体系持续改进的要求。

生物样本库信息管理系统应具有记录和报告生物样本质量的功能，包括样本储存温度环境和冻融次数等，应跟踪样本类型、容器类型、样本量、采集日期、接收或处理日期、处理方法、储存温度等样本标识符以及收集样本所需的其他特性。样本信息中应当包括样本处理和移动历史记录、外部样本的始发位置和目的位置。应当记录以任何方式（如超温、冷冻/解冻等）弃用的样本信息并供查阅，帮助样本使用者选择合适的生物样本。

生物样本库应利用信息管理系统作为库存管理工具来管理生物样本，包括生物样本的采集、处理、储存和分发。因此，生物样本库信息管理系统应当为数据库中的每一个样本分配一个唯一性编号，通过编号实现样本与相关工作之间的链接，并将此编号标注在样本标签上。储存在生物样本库信息管理系统中的信息能通过这一唯一标识关联到样本，并可跟踪其他编号，包括样本编号、捐赠者编号、文件编号等。这些编号提供了其他关于样本的内部和外部数据信息链接。另外，生物样本的转移应被及时记录，生物样本库信息管理系统能追溯到每一个样本储存位置的变更。

生物样本库信息管理系统应能识别和追踪生物样本，包括提取、分装后的样本能通过生物样本库信息管理系统追溯到原始样本并与其信息相关联。每份样本在生物样本库信息管理系统中只有唯一一个或者一组识别符号。样本从采集到处理、储存、配送运输、使用后剩余返回、重新储存等的全过程都应被有效记录。

生物样本库信息管理系统应记录所有操作和访问，以及操作和访问人员、时间，以达到对整个样本采集、接收、处理、储存、运输和检测过程的审核跟踪。

生物样本库信息管理系统被生物样本库的工作人员和外部人员共同使用，所有人员根据不同的需求使用生物样本库信息管理系统的不同功能模块和访问不同的数据，应根据人员和使用需求的差异、数据和系统功能的重要程度和安全级别，建立账户和密码，建立账户和人员资料的列表，设置账户的权限和有效期限等，管理使用生物样本库信息管理系统人员的访问权限。

每个功能模块的权限分为不同的级别和范围。设置的访问权限，主要包括计算机机房的访问使用权限、计算机服务器的访问使用权限、个人计算机的访问使用权限、网络系统的访问使用权限、附属设备的访问使用权限、信息系统软件功能模块的访问使用权限、样本数据的访问使用权限、样本捐赠者个人资料的访问使用权限、临床数据和样本研究结果数据的访问使用权限。

A省妇幼保健院生物样本管理系统与临床随访系统相连，两者借助网络化信息平台紧密联系，成为一个医学研究平台，标准化管理样品的采集、运输、处理、保存等，使样本资料得到系统、完善和规范的管理。冰箱管理实现样本可视化储存，使研究人员对冰箱的使用情况一目了然。该平台设置了访问权限、数据自动备份与恢复等保证系统数据的安全。现配有条码打印机和扫码枪。打印条形码或二维码并粘贴于生物样本管上，条形码标志中含样本编码、样本类别标志，每一份生物样本均可通过条形码或二维码追溯到捐赠者的基本信息资料、健康状况及生物样本运送、接收、存放、目前使用情况等信息资料。

十三、生物样本库的安全

安全工作是生物样本库的重点。

（一）环境安全

1. 样本运输安全。

生物样本使用过程中，涉及内部和外部的运输。应建立运输和接收清单，运输清单包括样本类型、数量、包装、接收人员、时间和地点等，保证可追溯性。内部使用时，需有懂得相关规定、接受过生物安全性培训的专业人员。外部运输过程中涉及多方面工作的相互衔接，应充分考虑让具有专业经验的公司进行运输，并确保接收方有具有资质的工作人员接收。

2. 废弃物处理。

生物样本库废弃物处理的重点在于生物危险性样本的处理和尖锐废弃物（取样针头）的处理。同时，在生物样本处理和保存过程中还可能涉及其他有害的化学废弃物，这部分化学废弃物的处理需按照实验室危险废弃物处理流程进行处理。

生物样本库所有样本都被认为是有生物危险性的，有潜在对人体及环境造成危害的可能，应该进行妥善处理以减少污染的风险。容器必须能完全封闭且不被损坏。所有的尖锐废弃物也应放入贴有生物危害标签的抗刺穿的容器，针头等尖锐废弃物不能重复使用。

（二）信息安全

1. 访问权限。

生物样本，特别是涉及人的生物样本中携带大量的个人隐私信息，同时基于这些生物样本进行的科学研究往往具有巨大的潜在价值，因此信息安全是生物样本库建设的重要内容。必须确保网络安全、设置妥善的访问权限，并对数据访问人员进行有效的管理。

2. 网络安全。

生物样本库的网络最好采用专线或局域网，建立专门的控制机制，使用适当的日志记录和监视措施，以保护在公共网络上或无线网络上传递数据的保密性和完整性，并保护已连接的系统及应用，维护所连接的网络服务和计算机的可使用性。

（三）设备安全

在生物样本储存和处理过程中涉及的常规手术器材、实验工具、化学试剂等，应按相应的规范使用与管理。实验台和反复使用的仪器或器材应保持清洁并定期消毒。

生物样本库应配备完备的设施，进行火灾的预防和报警训练，保证人员、样本、设备和文件档案的防火安全。应设置人员逃生通道、独立的生物样本物流通道，防止样本和人员交叉污染。生物样本库应有备用电力设施，使生物样本储存设备和信息数据储存的计算机系统在断电时不受影响，应至少保证24～72小时的不间断供电能力，配备变压和稳压装置保证生物样本库使用大量的电器设备仍能正常和稳定地运行，特别是样本的储存设备。

应建立应急预案。当样本库发生断电、自然灾害、生物危害事故、设备故障、人员意外伤害时应遵循一定的规范进行处理。应急预案包括联系人、联系方式、报告方式和内容、安全防护措施、应急设施设备、撤离计划和路线、污染控制、人员隔离和救治、现场控制等内容。生物样本库人员应熟悉应急预案，每年至少演习一次，所有的应急预案应该成文，并根据实际情况定期修改与更新。所有事故报告都应形成书面文件，归档保存，详细描述事故的原因、后果、采取的措施、追踪处理结果及预防等内容。

（四）人员安全

生物样本库的安全防护级别为BSL－2级。在生物样本处理过程中，难免会接触被病毒、细菌感染的组织，因此，生物样本库应遵循国家生物安全相关的法律法规。

生物样本库设施设备的配备应该符合《实验室生物安全通用要求》（GB 19489—2008）中的规定，达到BSL－2级生物安全防护水平。生物样本库应该为样本库设备和人员提供充足而安全的空间，并提供相应的隔离设施和个人防护装备，如隔离衣、手套、护目镜、深低温防护服和深低温防护手套等。若接触化学性试剂，还应配备安全淋浴、洗眼器等设备。

关键区域配备电子摄像24小时监控设备，监控人员的出入，及时发现意外情况或事故，并配备一定时间范围内的数据资料供记录和查询。门或墙上应设置窗，便于观察内部发生的情况。对安全重点保护区域应制定安全防护措施，可配备安保人员或采用物理防护设施。

十四、自动化设备

生物样本库常需要及时处理大量的样品，并对每一样品进行有效的编码，自动化设备可解决大量重复性劳动问题并避免操作错误等。目前，生物样本库的自动化设备主要有自动化样本分装系统、自动化样本提取和纯化系统、自动化样本储存系统。

（一）自动化样本分装系统

自动化样本分装系统可快速完成样品的精确分装、准确编码以及数据关联，从而有效减少人力资源投入，避免人为分装过程中的操作失误。目前的自动化样本分装系统适用于所有的液体样本的分装，如新鲜血液、DNA溶液、蛋白质、代谢产物（尿液、其他体液）等液体样本的分装。

（二）自动化样本提取和纯化系统

自动化样本提取和纯化系统能免去人工提取和纯化过程中的繁复和污染问题，其高通量及可重复性的特点能提高产量，使结果标准化，适用于血液、组织、病毒等样本的提取和纯化。

（三）自动化样本储存系统

高度自动化的样本储存系统能根据用户指令，在不影响其他样本的情况下挑选单个样本，对样本的保存质量提供更有效的保障。自动化样本储存系统具有储存容量大、处理速度快、储存灵活、模块化设计以及流程安全性控制等特点，广泛应用于血液、尿液等生物样本的保存。生物样本库的自动化样本储存系统应满足如下条件。

1. 根据样本类型和体积自动识别和分装：生物样本库所搜集的样本初始体积和类型各不相同，自动化样本储存系统应有能自动识别样本类型和体积的能力，然后按照用户需求进行分装。

2. 具有生物安全防护功能：确保人员安全，所有的生物样本都必须假定是有潜在感染性的。因此，处理生物样本的设备或具有生物安全装置，或可以放置于生物安全柜内。目前，市面上有两种类型的生物安全防护设备：较大型的样本分装设备自身配备空气净化装置；小型样本分装设备则可以放置于生物安全柜内，利用生物安全柜的防护作用避免生物样本对人员安全的潜在危害。

3. 样本外条码识别功能：在生物样本的采集处理中，最耗时的是编码和识别。目前，使用预制条码已经成为国外先进生物样本库的普遍做法。预制条码使用随机等码方式，通过信息系统与生物样本信息进行关联。自动化样本储存系统亦应支持这种条码应用，在分装的同时完成数据库内的样本对应。

4. 具有数据交换接口：自动化样本储存系统在样本分装过程中需要记录样本编号、分装后的编号以及分装的体积和内容，必要时需要记录分装起始时间和分装结束时间以用于样本的质量控制。这些采集的数据需要通过数据交换接口传递到上级信息系统内。具有数据交换接口的自动化样本储存系统可以与不同的样本信息管理系统进行衔接，并与系统内的其他样本信息进行整合。

与传统的单一功能的设备不同，自动化样本储存系统一般以体系的形式出现，其使用维护和二次开发需求比重相当高。在选择时，应综合考虑自身的需求和实际情况，以免不必要的浪费。每日处理样本量较少时，应选购一些小型自动化样本处理设备，用节省的资金配套信息系统和高通量条码识别设备，延长设备的保修和维护期限，这样可以起到事半功倍的效果。

第三章　生物样本库建设的质量控制

质量保证（Quality Assurance，QA）和质量控制（Quality Control，QC）对生物样本库的运行极其重要。研究表明，使用劣质的生物样本进行研究可能产生错误和误导性数据。高质量的生物样本及其相关临床信息才是进行基础研究、临床研究和转化研究的重要基石，而高速发展的生物样本库需要从数量时代跨越进入质量时代。

影响生物样本质量的因素很多，按照质量控制分析的顺序，影响生物样本质量的因素可以分为分析前因素和分析中因素。其中，分析前因素最为多样化，包括生物学因素、环境因素，以及分析前的采集、运输、处理和储存因素等。这些因素常常是影响样本质量的关键。而分析中因素主要是在分析过程中采用对照、标准化措施等尽可能减少分析前因素造成的影响，尽量反映样本的真实情况。

第一节　分析前因素

一、生物学因素和环境因素

类似临床研究项目在制订研究方案中会严格确定病例纳入及排除标准，以保证去除研究中的各项混杂因素，使临床研究的因果关系更加明确，在以样本为研究对象的基础研究和转化研究中，也应当充分了解影响样本质量的生物学因素和环境因素。生物学因素包括样本捐赠者的性别、年龄、生理/病理状态、代谢情况、用药状态、临床治疗、饮食、运动、生活习惯等。Kim 等的研究证实，在广泛的人群中存在 DNA 和 RNA 的表达差异，其中女性的表达高于男性，青年高于老年，并且随着体质指数（BMI）的增加而增加。一些药物，如 1,25-羟基维生素 D、维生素 E 和叶酸等能够改变 miR-181、miR-182 和 miR-122 的表达。Radom-Aizik 等报道，运动也能够改变年轻人外周血单个核细胞的 miRNA 表达谱。环境因素包括季节、湿度、地理位置和光照等，以及样本捐赠者的暴露环境与职业环境。温湿度对滤纸型干血斑的长期保存和储存影响较大，长期的雾霾金属暴露会影响体液和组织中的 miRNA 表达。

二、样本采集前捐赠者的状态

样本采集前捐赠者的状态主要是指样本采集前捐赠者的生理/病理状态以及饮食、用药等情况。研究表明，样本中分析物水平可能会受各种因素影响，如捐赠者的整体健康状态、采样前摄入的食品和饮料、用药情况等。女性月经周期的不同阶段也可能会影响一些样本物质的分析。因此，应努力收集和记录捐赠者样本采集前这些方面的信息。

三、样本采集

采集生物样本的方法可能会影响生物样本的质量。研究已明确在生物样本离体后热缺血的时间会影响分析结果的总体特征和水平。因此，生物样本从捐赠者体内取出后应该尽快保存，比如分割成适当的大小快速冷冻或者放入适当的保护液中保存。当生物样本从捐赠者处采集时，生物样本被移除的位置（如肿瘤或非肿瘤以及在肿瘤内部的位置）、任何被使用的麻醉剂、组织器官血液断流的时间、任何在切除后用于稳定保存生物样本的试剂、各种类型的固定方式和暴露在各种固定试剂中的时间，以及生物样本在采集后所处的温度等都可能影响稳定性和降解速度。

因此，在收集离体后的生物样本时，应该有计划地对生物样本进行适当的注释。这些注释应该包括捐赠者的信息和采集、处理的时间，以及清净剂的类型、样本处理过程中石蜡的类型和温度等。这些数据应该保存在一个数据库里，可以随时查阅。

血液样本的采集应当紧密围绕下游研究目标和要求，采集时间点（术前/术后），样本的种类（全血/血清/血浆），是否溶血，抗凝剂的种类，采集管的顺序、数量和使用方法都会影响血液样本中代谢组学和蛋白质组学表达谱。比如不同的抗凝剂适用于不同的下游研究。乙二胺四乙酸（Ethylene Diamine Tetraacetic Acid，EDTA）抗凝管广泛适用于基于 DNA 和蛋白的研究，如外泌体提取和基因组研究，以及血液学分析、糖化血红蛋白测定，不适合金属离子测定、质谱检测和细胞遗传学分析，并且样本的稳定性较差，因此需要迅速处理。其优点是 EDTA 可以抑制蛋白酶对蛋白质的降解作用。氟化钠抗凝管适用于血糖分析。肝素锂抗凝管适用于代谢组学研究及大多数的功能分析，如激素和肾功能测定、肝脏酶学检测、C－反应蛋白和其他蛋白检测等，但其会影响 DNA 的得率和干扰聚合酶链反应（Polymerase Chain Reaction，PCR），因此不适合 DNA 提取和 PCR 分析。枸橼酸钠抗凝管适用于多数 DNA/RNA 分析，以及凝血试验和红细胞沉降率分析，同时对淋巴细胞有较高的提取率，可用于收集外周血单个核细胞，并能有效保持细胞活力长达 10 天左右，因此更适用于野外或长距离采集。无添加剂或者含有二氧化硅、凝血酶等促凝剂的采集管适用于大多数的临床生化和代谢组学研究。

美国临床和实验室标准协会（Clinical and Laboratory Standards Institute，CLSI）建议血液样本采集的顺序应按照废弃管、凝血分析管、血清管、肝素管、EDTA 管和血糖管进行，以有效防止交叉污染，对于科学研究而言，可同时结合下游分析的实际情况进行有序采集。此外，不同的采集时间和采集方式也会影响血液标志物的表达，Kahn 等比较了麻醉前后静脉和动脉血管穿刺结果，证实鳞状细胞肺癌的癌胚抗原和细胞角蛋白－19（Cytokeratin－19）的可溶性片段（Cytokeratins，CYFRA21－1）等肿瘤标志物的表达有显著差异。

组织样本采集变量更多，采集前捐赠者的麻醉方式、麻醉持续时间、热缺血时间、冷缺血时间等均会影响细胞的完整性和基因表达谱等。在非小细胞肺癌中，癌组织热缺血（>2 小时）及冷缺血时间（>10 小时）延长能够降低人源性肿瘤异种移植存活率。在结直肠癌研究中，通过对术前与术后基因芯片分析数据的比对验证，证明术后缺血应激可显著改变正常组织和肿瘤组织的基因表达。因此，美国国家癌症研究院生物样本储存和研究分部（Biorepositories and Biospecimen Research Branch，BBRB）前主任 Carolyn Compton 教授提出生物样本是人体的一部分，从切断样本血液供给并暴露在突然变化的温度环境时开始，细胞的状态就变得难以预测，基因表达和蛋白质磷酸化水平也会发生剧烈波动，细胞凋亡途径也有可能会被激发。

此外，不同的采集方式可影响基因表达分析。一项研究对比了前列腺癌术中原位采集和术后体外切除样本的基因表达谱，91 个肿瘤相关基因中有 8 个基因的 mRNA 表达水平上调 2 倍以上。外科手术操作的术式和路径对基因表达分析也有一定的影响。对比结肠癌术中组织样本取材，腹腔镜手术样本 RNA 质量比开腹手术更低，正常组织的热缺血时间和 RNA 的质量成负相关（$r=-0.24$，$P<0.001$），表明临床处理和手术操作在样本质量保证中发挥着极为关键的作用，因此临床医生的全力配合是高质量样本获取的首要条件。

四、样本处理

尽所有可能优化处理从而将生物样本处置过程中的分子变化减到最小。这不仅包括生物样本处理的温度和时间，还应考虑以何种大小和容量的容器进行储存，以备将来使用。较小的样本仅允许尽可能少的冻融。当样品储存在冰冻状态下时，其被冷却到储存温度的速率也会影响分子降解的速度。储存后样本应用前的其他因素，如运输条件、温度等也会影响样本质量，从而影响样本最终的检测结果。

样本处理的影响因素主要包括处理时间、方式、温度、操作等。对于体液样本和组织样本，美国国家癌症研究所生物样本库和生物样本研究办公室推荐使用SPREAC代码（Standard PRE Analytical Code），采用代码的方式标识并记录样本类型、原始采样管、离心时间、离心温度、离心力、储存容器和储存温度、延迟处理时间、热缺血时间、冷缺血时间等分析前变量，统一对样本的采集方式进行规范和控制。

通常体液样本处理变量包括离心时间、离心温度、离心力、延迟处理时间等。有研究显示，延迟处理时间对血液稳定性的影响较大，以EDTA血浆为例，当血样在室温下暴露2小时、4小时、8小时、24小时后，代谢组学鉴定发现有64项指标发生了显著变化；相反的是，若采集后的血液迅速放置冰浴环境中，血浆代谢组学各项指标可以稳定至4小时。同样在室温下存放的EDTA血浆，不同时间对不同基因的影响也不同。细胞角蛋白－19和人类表皮生长因子受体－2（Human Epidermal Growth Factor Receptor－2，HEGFR－2）基因表达在4小时后显著降低，肌动蛋白基因表达在6小时后增加，甘油醛－3－磷酸脱氢酶（Glyceralde－3－Phosphate Dehydrogenase，GAPDH）基因表达和表皮生长因子受体（Epidermal Growth Factor Receptor，EGFR）基因表达在24小时后显著增加。因此，美国国家癌症研究院在其发起的早期检测研究网络（Early Detection Research Network，EDRN）项目中建议EDTA抗凝血浆应立即处理或者于4℃保存不超过4小时，血清样本在室温静置30～60分钟形成凝块后进行离心处理或于4℃保存不超过2小时。

同样，影响新鲜组织样本的主要处理变量是延迟处理时间、冷冻效率和样本块的大小等。研究表明，延迟处理时间可以影响基因的表达以及蛋白质的质量等，如将肺癌样本延迟处理30分钟，5%的mRNA表达基因发生至少2倍的变化。同样，结直肠癌样本如延迟30～120分钟处理，2.3%的mRNA表达基因发生超过2倍的变化，而且样本在延迟处理15分钟后即可发生改变。进一步研究表明，样本延迟处理时间对RNA的质量和基因表达的影响最为显著，在样本采集后30分钟之内进行液氮速冻样品组的平均RNA完整度是6.7，而在室温延迟2小时后液氮速冻的样品组的平均RNA完整度显著下降至2.5（范围1.8～4.5）。因此，组织样本一旦离体，手术医生、病理医生及生物样本库工作人员应尽可能全程配合，缩短冷缺血时间，在30分钟内快速完成大体检查、临床诊断取材和样本处理。

五、样本运输

样本运输常常是容易忽视的分析前变量。为保障样本质量，在运输前要综合考虑运输距离的长短、低温冷冻剂的维持时间、温度监控、样本的包装等要素。血液样本在运输中需要保持直立以防止溶血发生，同时也应防止非抗凝管中的纤维蛋白聚集在管帽。此外，有些标志物稳定性差，在分析前应当避免长途运输，或者就近进行处理后加入稳定剂再运输。近几年的常温储存技术快速发展，BD公司和QIAGEN公司共同研发的PAXGene RNA Blood采血管能够有效在室温下保存RNA的稳定性并用于下游分析。有研究显示EDTA抗凝管在室温条件下保存和运输对多种基因的表达都有显著影响，即使在4℃条件下运输，对肿瘤坏死因子的影响仍然较显著，而使用含有RNA稳定剂的PAXgene RNA Blood采血管能够显著降低外界环境对基因表达的影响，可用于远距离运输样本。

六、样本储存

样本储存的时间、方式、温度、浓度和冻融次数等对样本质量有重要影响。为保障多数生物样本中核酸和蛋白质的高度完整性，体液样本长期保存首选－80℃或－196℃液氮，组织样本用液氮快速冷冻或包埋在OCT包埋剂（Optimum Cutting Temperature Compound）中然后速冻放－80℃或气相液氮中长期保存。有研究评估血液样本在不同储存温度下RNA的完整性，结果显示，血液样本储存在－80℃和－196℃中稳定性可长达4～19年。然而也有一些研究显示，血浆中的游离核酸在－80℃下储存超过24小时就发生降解，而乳酸脱氢酶冷冻后则失去了所有的功能活性，这提示不同分子具有不同的适宜储存温度和稳定性。研究者应当根据各自研究目标分子的特性选择储存温度，而并非温度越低越好。核酸等生物样本储存的浓度也会影响样本的稳定性，有研究比较储存在－80℃下不同浓度RNA的RIN值，结果显示，RNA以250ng/μL保存8个月无明显降解，但以较低浓度储存（25ng/μL）发生了明显降解。因此，样本尤其是核酸和细胞类样本应该严格控制其保存浓度，过低的浓度会影响样本的稳定性。

此外，反复冻融会影响样本中RNA的完整性，导致组织和血液中酶活性改变及蛋白氧化损伤。Bortolin等研究比较了不同冻融次数和储存时间下的血液和肝脏样本，结果显示，随着冻融次数的增多，样本的超氧化物歧化酶（SOD）和蛋白氧化损伤标志物显著升高。也有研究证实血清储存在－20℃或－75℃下经反复冻融后，血管内皮生长因子水平明显下降。因此，为降低反复冻融对样本的影响，多数生物样本库采取了分装样本的方式，如果可能的话，同一样本应分装保存于－80℃和气相液氮中，这样可避免反复冻融且互为备份。

第二节 分析中因素

分析中因素主要包括分析前处理、分析方法及人员操作等。这些均有可能影响样本质量和分析数据。当样本进入特定的分析阶段时，分析前因素带入特定分析中，将给分析结果带来不同程度的影响。

为了获得高质量的样本，减少不规范操作对样本质量造成的影响，增加后续分析结果的可靠性，需建立标准操作规程。生物样本库工作人员在工作过程中严格按标准操作规程操作。

为了增加检测的可重复性，应注意以下事项：

1. 为确定研究的准确性，有可能的话，尽量进行验证研究。
2. 对技术人员进行检测流程的标准化培训。
3. 试剂种类、批号尽量保持一致。
4. 包含适当类型和数量的质量控制（参考）样本。
5. 研究过程中样本的取舍应该尽量做到随机。
6. 采用标准化的方法来记录和解释测试结果。

第三节　样本质量的评估

生物样本的采集、处理、储存、运输等环节处理不当，会产生样本分子水平的变化，从而导致错误的测试结果，因此需要对样本质量进行评估。样本的质量评估是指在样本生命周期过程中，通过研究分析或者特定指标的检测，来评价样本在某个过程中或者储存状态下的质量，是在某个横断面上对样本质量的评估。

一、样本质量评估的标准操作程序

质量评估需制定标准和建立标准化操作程序。生物样本库应有一套完整的样本质量评估体系。生物样本库应根据质量管理的要求、样本质量保证的标准以及生物样本库的实际情况，建立适合本生物样本库的质量管理体系并形成书面文件，然后实施质量管理并持续改进，以保证体系的有效性。评估的准确性和稳定性受操作水平的影响，因此，应保证进行评估的人员必须是独立、有经验或者经过特殊培训的。

二、定期随机抽检机制的建立

定期随机抽检就是周期性地从生物样本库保存的所有样本中按照随机抽样的原则，抽取一定比例的样本进行质量评估。根据样本评估结果判断样本储存是否存在问题，进而及时发现问题并改正。每个生物样本库应建立定期随机抽检机制。

三、样本质量的评估内容

样本质量评估按照内容可以分为准确性评估、纯度评估、稳定性评估。各生物样本库可根据储存样本的特性确定质量控制的内容和形式，多方兼顾，互为补充。

不同样本和对样本的不同使用要求决定了样本质量标准和检测方法不尽相同。针对进行某一特定研究的特定类型样本，质量检测应该建立标准的流程，使用标准参考方案、标准品、标准参考试剂，以及尽可能使用质量稳定的可参考标准生物样本（例如质量确认的体外培养细胞）等，并保证标准品的研究结果可重复。

从评估内容来看，ISBER 在最佳实践中建议：质量评估包括准确性、纯度、稳定性三大要素。其中准确性是指与样本关联的信息和临床资料的准确、完整和真实，以及样本在储存过程中物理位置与虚拟位置相互关联的准确性。纯度质量控制适用于细胞类样本和微生物样本，通过传代及培养中细胞或微生物的表型特征评估、细胞活力评估和基因分型（DNA 测序、PCR 分析、微阵列）等方法进行纯度鉴定。稳定是指在特定条件下，通过分析生物样本中某些成分的稳定性反映该样本的稳定性。例如，−80℃储存 5 年的血清，其稳定性可通过在特定条件下蛋白质 s 的活性来反映，当蛋白质 s 活性值在最初值±20%的范围内时，表明血清样本是稳定的。在分子领域，常用的方法是提取和分析样本中相应的大分子物质 DNA、RNA 或蛋白质，通过分子量、RIN 值评估核酸的完整性，通过分光光度法测量浓度、260/280/230nm 的读数和比值评估大分子的浓度和纯度反映样本的稳定性。以 RNA 为例，A260：4280 的比值>2 表示 RNA 纯度较好，28S/18S>2 被认为是完整性较好，RNA 完整指数 RIN 值>5 时通常可用于RT-PCR 分析，RIN 值>27 表明是高质量 RNA，适用于 ChIP 等二代测序基因组分析。

从评估对象来看，组织的质量控制较为全面，可以通过大体评估、形态学分析、病理诊断、组织异质性、肿瘤组织/基质/坏死组织的细胞百分比和其他形态特征识别、分子检测进行评估，如 IBBL 的 PT 就是行业内较为公认的室间质量评估。液体样本侧重依靠一些特定分子标志物来评估分析前因素。细胞类样本主要采用活力分析和品系鉴定。核酸样本除纯度和浓度鉴定外，DNA 的连锁基因缺失、RNA 的反转录能力和实时定量 PCR 产物测定等也是常规的评估方法。微生物样本则侧重形态鉴定、基因分型和鉴定。

第四章　生物样本库建设的伦理问题

2019 年 7 月 8 日开始实施的《中华人民共和国人类遗传资源管理条例》及《中国人类遗传资源保藏审批行政许可事项服务指南》中提及：保藏是指将来源合法的人类遗传资源保存在适宜环境条件下，保证其质量和安全，用于未来科学研究的行为。根据保藏的定义，建立生物样本库即属于保藏行为。因此，在生物样本库开始收集生物样本和数据前，不仅需要获得伦理委员会的审查批件，同时还要获得中国人类遗传资源保藏审批行政许可。需要说明的是，保藏是针对法人单位而言的，即法人单位根据整个单位的保藏计划建立生物样本库。如果研究者不是以建立生物样本库为目的，只是将收集的生物样本和数据“入库”，即保藏到获批的生物样本库中，则不需要获得伦理委员会的审查批件以及中国人类遗传资源保藏审批行政许可。研究目的不同，伦理审查的要点也不同。

第一节　生物样本库建立的伦理审查标准

生命伦理学的基本伦理原则为不伤害、公平和尊重，其具有普遍适用性，因此，生命伦理学可作为生物样本库伦理审查的标准。

不伤害原则：对预期的试验风险采取了相应的风险控制管理措施，将对参与者的危害降至最低。建立生物样本库的目的是了解疾病发生的机制，为生物医学研究和生物医药产业发展提供必要的物质资源，以提高疾病预防、诊断和治疗的水平。因此，参与者未必能从研究中有直接获益，研究结果主要对未来的患者、社会和他人有获益。参与者面临的生理风险一般也较小，主要是由信息泄露引起心理、社会和经济方面的风险。因此，为了使研究获益最大化，需要生物样本库能够保证质量、安全、公平、共享地运行。伦理委员会根据此原则，主要通过审查生物样本库的方案，判断方案中是否有明确的建设目的，是否具备与研究目的相匹配的场地、设施和设备，是否有相应的管理制度、应急预案、保密措施，建设方案是否符合国家人类遗传资源保藏、技术规范，人员是否具备相应资质。通过对人员、方案实施条件、使用管理等方面的审查，将生物样本和数据保藏的社会获益最大化。生物样本库应通过相应的技术方法对参与者的隐私进行严格保护，随着技术的进步不断升级保密措施，将参与者的风险降至最低。

公平原则：指参与者的入组应当公平。伦理委员会在评估过程中，应当考虑试验的目的以及为此目的而设置的参与者类型，当参与者包括儿童、服刑人员、孕妇、精神病患者，或经济、教育上的弱势群体等类型人群时，为了保证此类参与者的权利和福祉，应对其加以特殊、额外的保护。建立生物样本库同样涉及公平选择参与者的问题，参与者的入选和排除标准应依据建立生物样本库的目的设定，而不是根据“易获得”的原则设定。如果涉及弱势群体，要符合纳入弱势群体的科学标准和伦理标准，即纳入的目的是获得该弱势群体特有的疾病或健康问题的诊断、预防、治疗知识。如参与者未到法定年龄，或不具备知情同意能力，应获得其法定监护人或法定代理人的同意；同时，应根据参与者可理解的程度告知参与者有关研究情况，如可能，参与者应签署书面知情同意书并注明日期。如果参与者达法定年龄或恢复知情同意能力，应重新获得其本人的同意。

尊重原则：知情同意是尊重参与者权益的基本要求。知情同意书告知信息要充分，应征得参与者或参与者法定代理人的同意，获取知情同意的过程符合规定，知情同意相关文件应被妥善存档。生物样本库的样本和数据要长期保存用于将来的研究，在获取样本和数据时是无法明确具体是用于什么研究的，现在较为接受的一种知情同意模式为广泛知情同意，即授权生物样本和数据可以在广泛指定的领域内用于未来的研究。

根据以上基本伦理原则及审查标准，建立生物样本库通常需要提供的审查材料包括：①建库方案，包括目的、方法、参与者的纳入和排除标准、时间安排、人员配置、场地、设施和设备、经费来源说明等信息；②管理制度；③人员资质证明材料；④标准操作流程；⑤知情同意书；⑥其他材料，指根据建库目的需要提供的其他材料，如问卷等。

第二节　知情同意

生物样本库涉及生物样本和数据的采集、处理、储存、分配，用于将来的未知研究。研究者在获取参与者的生物样本和数据时不知道将来可能在什么时间、由什么人、如何使用或如何销毁这些生物样本和数据，所以无法告知参与者传统知情同意要求的信息要素。这些入库的生物样本和数据被二次使用用于具体研究时，就有明确的研究目的、研究内容、研究人员等详细信息了。同一个参与者的生物样本和数据可能会被多个研究机构、研究者用于不同方向的研究，是否每一次具体的“出库”研究都要重新联系参与者进行知情同意？这样做是否会增加参与者隐私泄露的风险？是否会给参与者和研究者均带来不必要的负担？传统知情同意模式在大数据时代遇到了严峻的挑战。广泛知情同意为参与者提供了一系列关于同意储存和未来使用其个人可识别信息的生物样本和数据的选择，这对于生物样本库研究具有重要意义。

泛化知情同意，即授权生物样本和数据可以在广泛指定的领域内用于所有未来和不可预见的研究，参与者可以限制其在一些领域的使用，在“出库”研究的伦理审查中，伦理委员会会审查具体的研究是否符合之前在广泛知情同意中描述的范围。广泛知情同意从具体的同意转变为“被管理的同意”。

泛化知情同意与传统研究知情同意相比，其知情同意书中比较关键的因素包括：①基因材料及基因数据将如何保存？保存多久？②这些材料及数据什么时候被销毁？如何销毁？③隐私保护措施，例如去标识和再次识别的风险。④哪些个人基因信息会告知参与者，哪些不会以及原因。⑤数据被采集、保存或被分析后的退出的限制，以及对儿童研究的限制。⑥父母或法定监护人同意，同时征求儿童的口头同意，根据儿童的理解能力提供书面知情同意，并制订孩子达到法定年龄后的再次知情同意计划。⑦研究发现或意外发现是否反馈？如何反馈？其中一些问题仍存在着争议。

使用泛化知情同意的理想情况分为三方面：第一，初始泛化同意；第二，在未来进行具体研究活动，即二次使用样本库样本和信息，不再征得参与者知情同意，但必须经伦理委员会批准；第三，如可行，持续向参与者提供研究进展的信息。

伦理委员会评价二次使用，一般应关注以下方面的内容：①识别和确保二次使用的目的与获得参与者同意的内容相符。②评价使用数据和样本的项目负责人和机构的资质。③当出现新的技术时是否及时更新数据。④应提供初始获得样本和数据研究的伦理委员会批件和获批的知情同意书。⑤提供包含将来如何使用数据和样本情况详细介绍的协议。⑥伦理委员会要对研究进行持续审查和监察。

知情同意书应具备如下一些要素：

1. 阐明研究的目的、方法和范围。

知情同意书的开篇需要使用通俗易懂的文字告知捐赠者研究的目的、范围以及方法，以帮助捐赠者获得充分的信息进行自主判断，以确定是否有必要参与项目。明确研究的目的是帮助捐赠者了解研究项目未来对自身可能产生的惠益或者潜在的风险。明确范围是帮助捐赠者了解所捐赠的样本及信息如何使用，是否会用于捐赠者敏感或不情愿参与的研究。如为暂时无法明确范围的研究，需要在范围明确后再次告知捐赠者并获取其同意，并且仅当样本及信息与捐赠者永久且不可逆地断绝联系的情况下，如通过匿名化处理后的样本，在经伦理委员会审查通过后，方可从事知情同意内未明确约定范围的研究。明确方法是指明确告知以何种方式获取捐赠者所要捐赠的样本，基于捐赠的方法来判断其捐赠过程对其可能产生的影响。

2. 阐述捐赠者的责任。

告知捐赠者以何种方式参与研究项目，例如，捐赠血液、手术后的组织或者提供必要的随访信息。有必要告知捐赠者可以自由选择加入或者退出，而捐赠者所做出的选择不能受到外部压力的影响，且不会因为其所做的选择影响到捐赠者正常的治疗或诊断。研究者应承诺保护捐赠者的隐私并采取有效措施确保所获得的与捐赠者隐私相关的信息不会被窃取或泄露。

3. 阐述研究对捐赠者的影响。

应以简单通俗的语言告知研究可能给捐赠者带来的影响，这种影响不应仅限于有利的一面，也应充分考虑到对捐赠者的负面影响并充分告知。这种负面影响包括样本采集过程中的伤害，哪怕这种伤害非常小，如血液采集的侵入性，也包括研究结果对捐赠者及其家属的深远影响，如遗传性疾病的治疗、干预，亦应充分考虑到社会歧视及文化认同等因素，应充分体现对捐赠者的人格尊重和保护。

4. 告知捐赠者可能的惠益或损害。

应明确告知捐赠者可能获得的惠益或损害。研究结果在未来如果产生对捐赠者有益的成果，应能让捐赠者享受到这些有益的成果，如利用研究成果优先为捐赠者提供更好的医疗服务等。

5. 获取捐赠者同意。

在充分告知捐赠者研究目的、范围、方法以及相关研究对捐赠者近期以及远期的影响和利益分享机制后，应获得捐赠者的同意，有关同意需要捐赠者本人签字。

第三节　关于惠益分享

人类基因数据因其敏感性而具有特殊地位，因为这种数据能够预示个人的基因（Genetic Predisposition），而且这种预示能力可能大于在获取数据时的估计，可能对家庭及其后几代人，有时甚至对整个有关群体产生重大影响；可能含有某种在采集生物标本时尚不一定了解其意义的信息；可能对某些个人或群体具有文化方面的意义。因此，应充分重视人类基因数据的敏感性，并制定相适应的措施保护这些数据和生物标本。2003 年联合国教科文组织《国际人类基因数据宣言》（*International Declaration on Human Genetic Data*）明确指出：“（人类基因数据）在经济和商业方面的作用日益重要；采集、处理、使用和保存人类基因数据对生命科学和医学的进步以及对非医学的用途具有至关重要的意义。”因此，《国际人类基因数据宣言》明确规定利益共享的准则：“通过使用为医学和科研目的采集的人类基因数据、人类蛋白质组数据或生物标本而得到的利益，应根据国家的法律或政策及国际协定，为整个社会及国际社会共享。”

多个国际公约都直接或间接提及生物样本获取及惠益分享机制，如《生物多样性公约》《波恩准则》。《波恩准则》明确阐述了遗传资源的提供方和使用方应签订详细明确的前置知情同意书，并在前置知情同意书中考虑到所有参与者的惠益分享。该惠益分享允许货币惠益分享与非货币惠益分享两种方式。

《世界人类基因组与人权宣言》也提倡以包括货币补偿在内的多种形式对捐赠者提供补偿：“为了医学和科学研究包括以人群为基础的遗传学研究而收集的人类遗传数据，通过使用它们产生的惠益应该由整个国际社会分享，可以采取以下形式：对参加研究的个人和群体的特殊援助、获得医疗保健、为源于研究的新的治疗方法或药物提供便利、为卫生服务提供支持、符合本宣言原则的任何其他形式。”

基于上述宣言，各国根据自己的实际情况制定相关法律法规，指导组织样本库的相关工作。

美国国立卫生研究院下属美国国家癌症研究中心（National Cancer Institute，NCI）下的生物样本库和生物样本研究办公室（Office of Biorepository and Biospeciman Research，OBBR）规定了研究者使用样本时必须在有限的范围，且明确所获得知识产权等惠益的分享原则：

1. 清晰地描述生物样本和（或）这些样本未经功能修改的衍生品（例如DNA和RNA），并明确样本转移所涉及的所有机构。

2. 确认接收人拥有、不拥有或进一步转让生物样本的权利。

3. 保护最终用户的学术自由和发表研究成果的权利不会因为使用样本而受到限制。知识产权方面的规定应与美国国立卫生研究院有关政策和规定相一致。

我国的国家基因库也正在探索在遵守伦理准则的前提下，积极开展资源共享、相互合作的生物样本库建设新模式。该模式由生物、医药、环境等相关领域的科研机构、医院、企业等，按照“自愿、平等、合作”的原则建立。通过联盟（分库、姐妹库等）建立覆盖全国乃至国际的生物资源信息网络，共同搭建资源、信息、技术、人才平台，共同承担重大项目，实现科学产业突破；以有效保护、合理开发和利用我国生物资源、基因数据资源，提高我国生命科学研究水平，促进我国生物产业发展。在惠益分享方面，可以优先、优惠为参建成员提供测序、信息分析等服务。在公众惠益方面，优秀的科研成果通过网站向社会公布。在资金申请方面，支持参建成员申请项目等。

第四部分　自然人群出生队列数据平台建设

第一章　平台建设思路

自然人群出生队列数据平台建设是围绕“精准医学研究”展开的信息化建设项目。平台依托移动互联网、物联网、大数据、云计算等新兴信息技术，立足西南区域开展出生队列研究课题而设计研发，是集课题管理、问卷调查、随访调查、生物样本管理、绩效管理为一体的信息系统，也是面向医疗卫生服务机构和学术机构人员使用的学术性知识库类平台。未来将依托基于平台的每个研究对象的全生命周期妇幼健康数据及医疗卫生服务活动数据，开展大数据分析和相关服务，更好地辅助医护工作人员和科研人员开展病理分析、学术研究等医学科研工作。

平台建设依托现有资源，统一规划设计，数据有效互通，业务有序协同，成果承前启后，目标分期实现。在平台建设启动前，通过调研形成工作方案，明确各时期的建设内容、阶段性里程碑；通过分期、分步的实施模式降低平台建设和资金投入风险，切实保证每一个时期的资金投入都能够获得正比回报。同时，达到以下具体要求。

一、标准化设计，支持三级应用

平台设计符合国家卫生健康委员会的信息资源规划顶层设计要求，符合国家政策、法律法规及相关规范和技术标准。平台的数据结构和功能设计须满足西南区域开展出生队列研究课题的省、市、区县三级数据信息的采集、共享与应用需要。

二、平台化集成，灵活构建使用

平台按照平台化软件的思想设计，符合区域卫生信息平台功能规划与总体建设要求。平台既可以是独立于区域卫生平台的平台，也可以成为区域卫生平台的有机组成部分，从而更好地发挥区域卫生服务作用。

三、企业级架构，支持分级部署

整体平台架构应基于 SOA 技术架构体系设计，并采用分（多）级部署的应用模式，充分保证多个异构平台之间的数据高效传输，并建立相应的容错提醒机制。在确保已有省级、市级、区县级妇幼保健信息平台正常运行的前提下，建设以移动互联网、大数据、云计算等新兴信息技术为基础的妇幼卫生数据集成平台。平台不是替换原有平台，而是兼容原有平台，实现多种形式并存、信息共享，最大限度地减少投入，节约资源。

四、区域内共享，避免重复录入

平台本着“数出同源、域内共享、分级归总”的原则，避免和解决研究对象个人（家庭）身份信息和妇幼健康信息等业务数据的重复录入与采集问题，减少基层医护人员的工作量，提升工作效率。利用信息化手段，实现妇幼卫生科研机构和各医疗、保健机构之间的业务数据共享与互认。

五、支撑大流量，提升工作效率

整个平台功能均以提升出生队列研究课题管理工作效率和质量为目标。通过增强对参研机构和监测点日常工作监管的准确性、及时性、有效性，保障新建平台与原有系统或平台之间的数据高效实时地流转并交互，助力科学研究分析。平台采用了支持超大数据流量和多种优化技术，支持超大并发量的数据访问。

六、多技术手段，保障信息安全

按照国家关于《信息系统安全等级保护基本要求》（GB/T 22239—2008）做好信息安全设计工作。平台采用网络防病毒、入侵检测、漏洞检测、安全审计、冗灾备份、加密传输和身份认证等技术，做好网络安全体系建设。

第二章　平台技术路线

第一节　总体技术路线

根据国家全民健康信息化建设的基本思路和原则，结合省妇幼卫生信息化建设需求，此次建设的西南区域自然人群出生队列数据平台在功能定位上为A省妇幼卫生信息平台的子平台。平台使用的数据字典、数据标准、数据结构、数据类型、数据项、数据逻辑、数据储存结构等与国家全民健康信息化总体规划的有关数据标准规范保持一致，能够与A省妇幼卫生信息平台进行数据交换。

西南区域自然人群出生队列数据平台的技术架构以满足出生队列课题研究的业务架构、应用架构、数据架构及安全架构的需求为目标，应用一系列主流、先进的技术方法和手段，以面向服务的SOA架构为核心模式，实现平台中各服务组件间的通信与协作。平台使用基于大型关系型数据库和大型分布式数据库的数据交换平台，采用J2EE、Web Service等先进技术，基于B/S模式应用结构体系，表示层、业务层、数据库访问层分开，在对时间响应要求严格的平台中采用两层结构，独立于特定的硬件平台和操作平台，支持各种类型的数据库平台，具有分布式事务功能，支持消息服务，支持组件化开发，具有良好的安全性，支持集群和失效转移，提供良好的可扩展性和容错性。平台通过数据中心交换和统一接口实现与外部的交换和共享数据。通过Nginx框架、Spring Boot框架、Spring Cloud框架等实现集群部署。数据储存采用Hadoop HBase（NoSQL）数据库与FastDFS分布式文件平台相结合的方式，完成各类格式化、半格式化、非格式化卫生信息数据的储存与调阅服务。支持ORACLE、MySQL等数据库。应用服务器软件支持Jetty、Tomcat等主流中间件产品。应用软件平台支持Microsoft Windows操作平台，支持IE、谷歌等主流浏览器。

平台数据网络传输和数据交换采用TCP/IP协议和HTTP、HTTPS协议等网络协议。建立数据交换平台，按照统一、规范的数据标准接口，与外部相关平台进行数据交换，达到数据共享、业务协同的目的。

根据平台建设要求，完成西南区域自然人群出生队列数据平台开发及部署工作。西南区域自然人群出生队列数据平台上线应用以后，具有以下显著的效果：

1. 采用“云部署”模式集中部署于A省妇幼保健院数据中心。充分利用现有的网络、设备与信息管理资源，提高设备的综合利用率，实现资源的优化配置，减少不必要的重复投资，保护业主的前期投入，保证良好的投入产出比。

2. 具备科学、合理、先进的软件平台架构，并具有高度的灵活性和扩展性，充分考虑在业务高峰期数据库访问量巨大的情况下整个业务平台的性能，并能满足未来五年的需要，满足出生队列参研机构可持续的流程优化和平台集成优化的需要。

3. 全部软件平台均采用网络版；模块化设计，可拆分组装，分步实施；功能齐全，并做到有机集成、无缝连接；流程规范、优化管理，符合相关标准和规范的要求；严格权限设置，高度安全保密；运行稳定可靠，易学易用，操作简便。

4. 确保软件平台的稳定性和安全性，所有子平台实施统一的身份认证和权限管理。实现单点登录，多向访问；有限操作，保存痕迹。应用层与基础数据层有访问限制，保密信息与公开信息有严密隔离等。

第二节　安全保障体系

自然人群出生队列数据平台基于安全支撑平台开发，通过建立统一的安全应用开发管理规范，特别是安全开发标准和上线运行规范，规范了不同业务部门和不同功能的安全应用。同时，为了保证西南区域自然人群出生队列数据安全运行，平台建设中要求遵循国际、国内标准和规范，通过平台的技术防护措施和非技术防护措施建立安全保障体系，为平台提供一个安全环境。

平台可靠、安全的运行不仅关系到数据中心本身的正常运行，更重要的是关系所有与医疗业务和服务相关的医疗、保健机构的正常业务开展。因此网络、主机、储存备份设备、平台软件、应用软件等应具有极高的可靠性。同时为维护服务机构和研究对象的合法权益，数据中心应具备良好的安全策略、安全手段、安全环境及安全管理措施。

平台安全保障体系见图4-2-2-1。

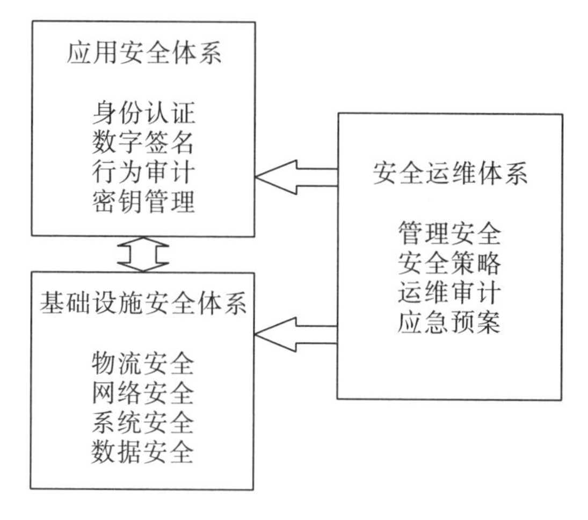

图 4—2—2—1　平台安全保障体系

平台在建设中统筹考虑应用安全、基础设施安全等。应用安全体系、基础设施安全体系、安全运维体系密切相关，在实际应用过程中互相交错和引用，特别是安全设备产品发展很快，一件设备可能聚集多种安全技术和应用。平台建设时在技术和设备上进行了合适的选择组合。

一、基础设施安全体系

基础设施安全构建在网络基础设施安全上。提供网络边界防护、平台主机防护、入侵检测与审计和完整的防病毒体系，辅之以远程访问接入及终端准入控制，构造一个切合实际、行之有效、相对先进、稳定可靠的网络安全平台。

基础设施安全要求提供整体防护，针对关键区域采用负载均衡平台，提供更高效率的服务，满足业务持续性需求。避免因某个环节不安全导致整个体系安全性能下降。

（一）物理安全

西南区域自然人群出生队列数据平台的可靠、安全运行是参研机构开展业务活动的基本保证。因此，它的网络、主机、储存备份设备、软件等要求具有极高的可靠性。同时，为保守用户秘密，维护用户的合法权益，数据中心需具备良好的安全策略、安全手段、安全环境及安全管理措施，保护计算机网络设备、设施以及其他媒体免遭地震、水灾、火灾等损坏，以及人为操作失误或错误及各种计算机犯罪行为导致的破坏。保证计算机信息平台各种设备的物理安全是保障整个网络平台安全的前提。平台所在的机房按照 B 级标准进行建设，保障物理安全。

（二）网络安全

西南区域自然人群出生队列数据平台所涉及的信息包括研究对象的基本健康

信息、诊疗数据等。这些业务信息一旦遭到非法入侵、修改、增加、删除等不明侵害，会对研究对象的合法权益和服务机构以及相关部门的正常业务活动造成不良影响和损害，引起法律纠纷等。网络安全是信息平台安全体系的重中之重，一旦网络被攻破，那么大量的健康档案的相关信息将直接受到威胁。

根据相关规定，确定西南区域自然人群出生队列数据平台的业务信息安全保护等级为三级。项目人员进行了全方位、多角度考虑，打造了一个坚如磐石的网络。

数据中心网络分为两套网络，分别为外网和内网，由前置机服务器来实现内外数据互联，因此前置机的安全是医院业务安全最重要的一环。项目人员在互联网边界部署防火墙，在传输层面部署安全态势感知系统，在前置机操作系统层面部署亚信安全防护平台和深信服 EDR 综合探针等，采用多种安全防护手段实现对互联网攻击行为的探测、感知、预警及最终的安全拦截。在各终端部署了 360 和火绒企业版杀毒软件进行病毒拦截，同时，在各应用服务器区域前端部署硬件防火墙以抵御恶意的攻击，同时服务器端还部署了亚信安全系统保护系统的安全。

（三）数据安全

西南区域自然人群出生队列数据平台的数据安全主要包括隐私管理，对大量的敏感信息、关键数据进行加密处理，主观上对数据安全性进行防护。另外，防止数据泄露和丢失也是数据安全防范的重要任务，关键信息（字段级、记录级、文件级）加密储存。

据美国联邦调查局的统计，70%的数据泄露是由内部人员造成的，而这些内部人员大都有权限访问这些数据，然后窃取或滥用这些数据。数据丢失往往由数据储存设备损坏、终端设备遗失造成。对数据丢失应采取数据备份、终端数据加密的方式进行防范。因此，西南区域自然人群出生队列数据平台建设采取了数据加密、数据备份等措施。

1. 数据加密。

数据加密分为平台数据加密和终端数据加密。

平台数据加密设备主要包括各种类型、各种速率的加密机，可以满足不同应用平台服务的需要。安全加密设备需要设备驱动程序的支持才能够无缝地与平台集成或融合。通过设备驱动程序能够屏蔽不同操作平台、不同硬件设备之间的差异，以透明方式给应用平台提供统一的安全加密服务。

终端数据加密主要通过对移动终端和笔记本电脑的磁盘进行加密、对整盘数据进行整体加密来实现数据保密，目的是在数据整盘储存层面保障数据安全。实现移动数据终端的全面安全后，就算笔记本丢失，也不会造成数据泄露。

2. 防信息泄露。

防信息泄露类产品对安全域内部敏感信息输出的各种方式进行控制，防止安全域内部敏感信息被有意或无意外泄。通过部署防信息泄露类产品在所有的客户端实现数据保护，并完成统一管理；通过数据保护客户端对用户的网络行为进行检测，阻断数据泄露行为；通过数据保护客户端对具体应用进行检测，阻断数据泄露行为；通过客户端程序，有效地审计各类数据调用行为，并记录全部用户行为。

3. 移动设备接入。

针对移动储存中的数据交换和共享安全性等要求，对接入终端的移动储存设备进行认证、数据加密和共享受控管理，确保只有通过认证的移动储存设备才能够被授权用户使用。另外，对移动储存设备接入进行审计并记录，一旦发现非法使用，第一时间阻断数据泄露行为。

4. 数据备份。

为保证信息的数据安全和快速恢复能力，项目人员建立了数据备份机制。

（1）本地数据备份。数据中心配置大型磁带库进行本地数据备份，确保数据的快速恢复能力。在对外服务区、数据储存管理区和生产加工区选择重要数据库服务器进行数据备份和简单验证，磁盘阵列和磁带库备份平台结合实现实时在线备份。备份的磁带库统一妥善保存在专用介质室，确保备份后的数据介质安全。

（2）异地数据备份。异地数据备份提供离线式容灾。将数据通过备份平台备份到离线备份介质上面，而后将介质运送到异地保存管理。这种方式主要由备份软件来实现离线备份介质的管理，除去介质的运送和存放外，其他步骤可实现自动化管理。整个方案的部署和管理比较简单。

二、应用安全体系

西南区域自然人群出生队列数据平台是支撑政府面向普通公民、参研机构提供医疗卫生服务活动的工具。该平台服务遭到破坏后，所侵害的客体是公民、法人和其他组织的合法权益，同时也侵害社会秩序和公共利益，但不损害国家安全。根据《信息安全技术网络安全等级保护定级指南》的要求，信息安全保护等级为三级。为了保证西南区域自然人群出生队列数据平台的安全运行，需要构建可靠的、安全的、可扩充的软件平台架构，建设应用安全支撑平台，满足应用安全、数据安全、业务安全、隐私保护的要求。

（一）该信息平台在实际应用层面临的具体威胁

1. 信息平台操作人员和管理人员对平台数据中心信息进行越权访问。
2. 外部机构人员、外部攻击者对平台数据中心信息进行越权访问。
3. 信息平台操作人员和管理人员对平台数据中心信息进行破坏。

4. 外部机构人员、外部攻击者对平台数据中心信息进行破坏。

5. 攻击者通过中间人攻击、假冒等手段对上传到平台数据中心信息进行篡改和攻击。

6. 攻击者或其他越权访问或操作人员对自己的行为抵赖。

7. 数据在传输过程中被窃听。

（二）身份鉴别、身份管理、访问控制服务、加密服务等安全服务

利用CA认证体系，建立西南区域自然人群出生队列数据平台认证平台及应用安全支撑平台。在西南区域自然人群出生队列数据平台中为研究对象、医疗服务机构和执业人员签发代表其身份标识的数字证书。平台操作人员可以通过平台授权，在持有数字证书的前提下安全登录信息平台，并进行授权下的平台业务应用操作。处理完成后的业务数据由平台采用数字签名验证服务器进行数字签名，并通过安全加密通道将业务数据上传到西南区域自然人群出生队列数据平台数据中心共享。西南区域自然人群出生队列数据平台的数据中心可对业务信息资源共享机制进行设置与管理，其他机构的操作人员则在通过安全认证身份（数字证书）后，访问其有权限的信息数据，对业务数据信息进行调阅。

1. 应用安全架构。

西南区域自然人群出生队列数据平台的应用安全服务保障体系由认证平台和应用安全支撑平台组成。其中，证书注册中心（RA）平台是西南区域自然人群出生队列数据平台应用安全的基础，为基层医疗卫生业务应用提供统一的用户信息供应及管理，并提供实现安全支撑服务所需的密钥。

应用安全支撑平台基于数字证书，由身份认证、签名验证服务器及安全审计平台组成。利用身份认证实现统一的安全认证和统一的权限管理。当用户身份认证通过后，身份认证平台根据用户的身份信息及所要访问的目标资源，进行访问控制判断。签名验证服务器为信息平台应用中的数据提供完整性保障，实现应用操作过程中的抗抵赖功能，确保信息平台应用中关键业务操作的安全性。审计平台对信息平台用户的访问及平台间的交互等过程进行审计，为信息平台应用安全管理提供有效的审计管理服务。

应用安全支撑平台基于数字证书，将医疗卫生安全保障功能以独立服务的方式提供给参研机构的信息平台使用，从而完成统一的西南区域自然人群出生队列数据平台网络安全应用平台的构建。基于数字证书的用户信息管理模式，实现了涉及区域内的西南区域自然人群出生队列数据平台网络安全要素的统一管理，包括统一身份管理、医疗保健角色管理、基层医疗卫生信息资源管理、授权管理等。安全支撑平台中的身份认证平台、签名验证服务器等可提供身份认证服务、数据安全传输服务、行为审计服务。

2. 身份认证。

身份认证平台在数字证书认证平台的基础上，使用数字证书鉴别用户身份，为信息平台提供安全的用户身份鉴别服务。同时，身份认证平台基于用户的身份提供统一的权限管理及访问控制功能，并通过与信息平台应用相结合实现不同权限粒度控制，并将涉及业务的细节权限管理转交应用平台自身来控制。身份认证平台支持建立加密通道，可以为信息平台提供数据传输安全保障。

身份认证平台部署在应用客户端与应用服务器之间，使用数字证书完成双方的身份认证。通过在服务器端和用户客户端建立高强度的SSL加密连接，实现客户端和服务器之间身份的有效认证和数据传输安全。

3. 数字签名。

西南区域自然人群出生队列数据平台的建设会涉及来自妇幼保健信息平台的健康档案以及电子病历的传输和共享，这就需要采用数字签名技术来保证健康档案平台的安全性和不可抵赖性。数字签名验证平台是提供数字签名服务以及验证数字签名的真实性和有效性的服务平台，该平台通过对数据签名的验证保障数据本身的完整性。

4. 行为审计。

平台以多种形式统计用户的访问频率、在线情况等信息，为应用平台管理每个用户对应用平台的访问时间、访问内容、访问结果提供统计数据信息，方便管理者进行管理维护。

（1）安全支撑平台状态监测。根据平台管理员制定的监测策略，安全监管平台可以对用户及安全平台的运行状况进行实时监测，监测结果以图表的形式直观反映。状态监测可以针对多个设备同时进行，监测结果的集中显示使平台管理员可以方便地了解整个信任体系的运行状况。行为审计平台负责将安全管理员和安全平台紧密地结合在一起，充分发挥安全管理的作用。安全监控管理将延伸到整个信任体系中去，确保整个信任体系中有关信息安全平台的数据能够及时通知安全管理员，以维护安全保障体系的正常运转。状态监测不仅对用户访问应用平台的安全认证网关、签名验证平台的状态进行监控，还对身份安全认证平台中用户证书状态信息进行综合监控。

（2）安全信息统计分析。针对搜集到的平台日志，行为审计平台提供种类齐全的统计分析策略，并据此生成多类详尽的安全报告，如日报表、月报表、年报表、阶段报表、比较报表等，便于用户从各个角度了解日志数据。行为审计平台收集到各个平台的日志信息后并不是简单地堆积数据，而是将各个系统的日志通过用户关联起来，构成多维的网络安全信息模型，进行有效的关联分析。在多维信任体系平台中，安全认证网关的访问日志信息、签名验证平台的验证结果日志、身份安全认证平台相关日志信息构成了各自的星型模型。所谓星型模型，就是在关系型数据库中通过储存度量值的事实表以及各个维表模拟多维数据的表示和储存，事实表在星型模型的正中央储存了用户需要统计分析的详细数据，而维表则通过外键与事实表相关联（它表示用户观察数据的角度）。

5. 密钥管理中心。

西南区域自然人群出生队列数据平台对于隐私保护的需求，导致信息平台一定涉及密钥应用。平台密钥管理中心实现密钥集中管理，提供加密等安全服务，建立集中统一的安全管理机制，确保整个安全体系得以有效运行。

密钥管理中心部署（图 4－2－2－2）：采用开放平台部署，使用 Linux 操作平台的 PC 服务器构建集群平台。将加密机分组构建加密机服务器集群，为 PKI 平台及业务平台等提供安全服务。

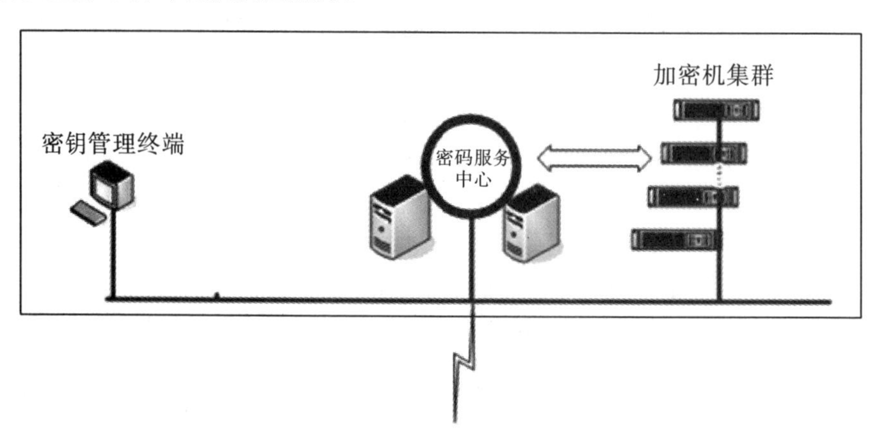

图 4－2－2－2　密钥管理中心部署

密钥标准及算法：西南区域自然人群出生队列数据平台支持多种数据安全标准、算法及加密设备。采用经国家相关部门审批的密码算法对数据进行保护，用经国家相关部门审批的硬件密码设备，建立以硬件加密为核心的安全体系。

三、安全运维体系

安全运维体系提供对整个信息平台的安全运维支持，对安全设备进行集中的事件管理，对人员进行集中的身份管理，对整个平台提供全方面的威胁监控管理。对于关键设备的管理行为进行有效性认证，同时保障管理数据传输的安全。对运维操作内容进行审计，完善统一安全监控、事件管理，建立运维安全体系，保障平台的安全、可靠运行，提供有效的安全管理。

计算机信息平台安全管理制度是西南区域自然人群出生队列数据平台的项目建设内容的重要构成部分，其目标是：

1. 建立健全相关安全管理责任制度。

2. 集中建设网络支撑平台事件管理中心，进行统一安全监控、事件管理。

3. 建立运维安全体系，保障平台的安全、可靠运行。

4. 建立灾难恢复的应急预案，一旦发生重大事故，能够迅速形成有序的工作环境和开展灾难恢复工作，最大限度地信息平台事故期间的影响和造成的损失。

（一）安全开发规范

西南区域自然人群出生队列数据平台应用安全开发指引基于安全支撑平台的应用平台开发，建立信息平台范围内统一的安全应用开发管理规范，特别是安全开发标准和上线运行规范的制订与实施，规范不同业务部门和不同功能的应用。

1. 应用项目管理规范：制定立项管理、项目委托、项目验收、上线管理、运行管理和应用工作过程的规范和标准。

2. 应用开发规范：应用元素的设计规范、用户界面的设计开发规范。

3. 安全设计规范：利用安全支撑平台提供的安全服务组件、安全开发应用程序接口（API），保证应用平台的安全。安全支撑平台为不同应用提供统一的基于硬件密码设备的加密服务接口，实现加密服务接口的规范化。提供标准调用模式，指导、支持新业务的安全开发。

4. 应用效率规范：提高编译的应用代码的运行效率，以及在应用平台设计中从性能角度考虑应用平台设计。

综上，为保证西南区域自然人群出生队列数据平台的安全，为不同应用提供统一的加密服务接口，提供高可用的加密计算服务，实现加密服务接口的规范化，实现对专用密码设备或平台的安全、可靠调用，提供标准调用模式，指导、支持新业务的安全开发。

（二）安全管理制度

西南区域自然人群出生队列数据平台建立完善了如下安全管理制度。

1. 网络安全制度：管理员身份信息认证制度，完善的运维权限管理制度，标准化管理维护规范及制度，管理维护数据集中储存制度，安全审计制度，管理维护数据安全规范，平台运行管理制度，桌面安全管理制度，平台数据管理、口令管理、安全预警管理制度，应急处理、重大事件处理制度等。

2. 机房安全管理制度。

3. 涉密安全管理制度。

4. 其他管理制度：人员、岗位管理制度，技术文档制度，信息平台建设管理制度，密码产品安全管理制度，密钥安全管理制度。

（三）安全事件管理

西南区域自然人群出生队列数据平台使用了大量的主机平台、网络设备、安全设备，涉及防火墙、防病毒、IDS/IDP、VPN、身份认证、安全审计等。集中监控及事件管理的重点如下：

1. 事件收集。

事件收集器收集和整合所有重复和相似的事件到一个单一的事件，采用统一的格式转换所有事件记录。重新整理和格式化收集到的事件到统一的数据格式（这是将未经处理的数据转换到高级的定性数据）。随后，通过集中安全管理控制台陈列出所有的信息，供安全运维人员和安全专家审核。通过事件整合，安全事件可以以统一的格式集中上报，通过事件关联，安全管理平台可以发现与某种特定攻击相关的关键事件甚至可以知道其所产生的实际危害。

2. 安全知识库。

安全事件中心提供的安全知识库储存重要的安全事件、分析报告和安全知识等，同时安全知识库也提供事件处理流程等信息以及所有的事件报告和分析的细节信息。安全知识共享是安全水平提高的必要基础，数据和来源包括以下内容：

(1) 安全漏洞。平台预存了数千种安全漏洞，每一个漏洞都包含名称、描述、风险级别、演变过程、受影响平台、危害、详细的解决办法和操作步骤等内容。该漏洞库还提供漏洞信息在线自动更新的功能。平台能自动下载更新数据，从而在有新的漏洞被发现时，漏洞信息库能及时更新。

(2) 安全通告。提供不定期的安全通告，承诺至少每 15 天一次，以最快速度向用户提供最新安全问题和病毒信息。这些通告也可导入安全知识库。例如，所有事件处理表单和处理结果都进入知识库。

(3) 安全知识。使用在线的知识库，有效提高安全管理员的处理事件的能力。在线的知识库的内容来源于过去和现在的安全咨询，主要的安全组织、厂家以及研究组织的相关安全信息。可以通过不同的途径利用这些在线信息，包括 Web 页面、邮件列表以及文件服务器等。这些信息整理和综合到安全管理平台的安全知识库中，允许安全分析员通过执行细节搜索，找到他们处理事件的相关资料。

（四）安全趋势分析

平台安全事件中心可进行在线的趋势分析。分析可以基于事件的以下项目进行：日期、时间、攻击类型、攻击源、攻击目标、最多的和最少的攻击排序、IP 子网攻击、IP 子网攻击目标、已知目标过滤、设备类型、事件警告类型、事件状况类型和事件的严重性。分析内容支持多种报告类型。报告的内容可以在分析期间定制，而且允许包括详细的安全信息。报告可以用 PDF 格式生成并且可以选择采用密码保护。报告可通过电子邮件、传真、生成 PDF 文件和打印等方式提交。

（五）安全运维审计

西南区域自然人群出生队列数据平台建立高效的运维管理网络，确保信息平台的可用性及持续性，各区域运维管理员之间借助运维保障平台实现协同运维，提高整体运维效率。透过运维保障平台对网络平台内关键设备运行状态进行监控、事件预警故障报警，通过先进的带外管理手段大大提高对突发故障的应急处理能力。

西南区域自然人群出生队列数据平台运维安全建设目标是提供对远程访问生产服务器进行审计的技术解决方案，即通过技术完成各生产平台中重要服务器操作的安全审计。对用户远程登录到服务器上所进行的操作进行详细的访问控制和授权；对平台管理员的权限进行基于角色的管理；对访问控制平台产生的历史数据进行收集和保存，并根据数据自动定期生成各种统计分析报表；降低工作中非授权访问服务器上各种关键资源所造成的用户非法访问风险，对用户的行为进行有效控制和审计。

西南区域自然人群出生队列数据平台对用户远程登录到服务器进行详细的访问控制和授权，并对远程用户访问平台资源的所有行为进行审计记录，包括对服务器网络连接以及文件、文件平台、关键进程、用户 ID、组 ID 等关键资源的访问控制，特别是对平台管理员的权限进行基于角色的管理。

远程运维部署示意图见图 4−2−2−3。

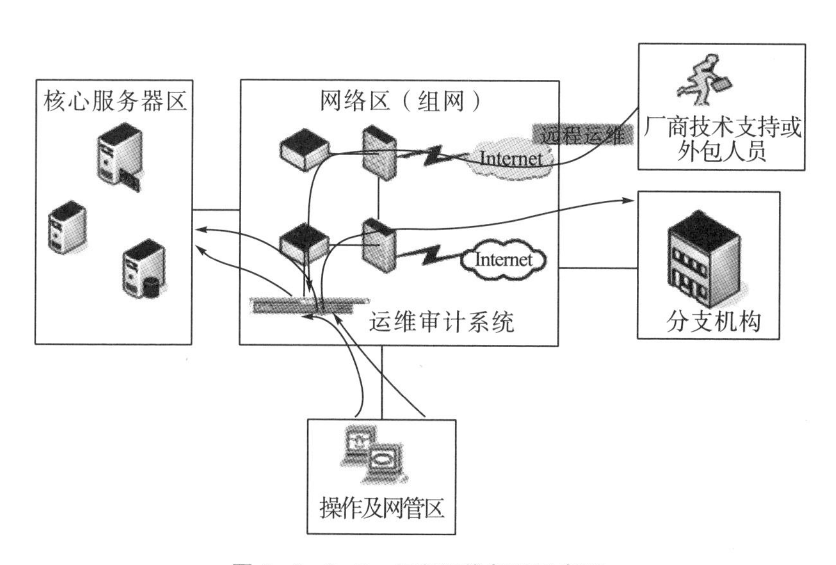

图 4−2−2−3　远程运维部署示意图

（六）安全应急预案

平台应急处置遵循“统一领导，规范管理；快速反应，协同应对；预防为主，加强监控；依靠科技，资源整合”的工作原则。西南区域自然人群出生队列数据平台的数据中心负责人需参照国家有关信息安全等级保护的要求，按照最终确定的保护等级采取相应的安全保障措施。

第三节　平台部署

一、平台部署设计

西南区域自然人群出生队列数据平台运用新的技术应用框架，适应A省妇幼保健院数据中心的网络以及软硬件平台配置，实现在A省妇幼保健院数据中心分布式集群部署。不仅如此，在平台的部署规划设计中，对A省妇幼保健院数据中心现有目标、运行环境、软硬件平台配置以及未来发展规划都进行了更深入的考虑。目前A省妇幼保健院数据中心软硬件环境已经升级改造完成，并实现各参研机构通过网络使用统一业务系统的应用模式，保留了同类业务平台的接入接口。

二、平台部署原则

（一）多点保障

西南区域自然人群出生队列数据平台采用B/S架构，在以下两个层面中，应用多种技术实现多点保障和高可用性。

1. 基于互联网的多点保障。

西南区域自然人群出生队列数据平台的参研机构是通过互联网来访问该信息平台，并进行日常业务操作的。基于互联网的多点保障技术方案，可以确保单一ISP线路出现故障或提供服务的节点出现故障时，信息平台可以不间断运行。根据A省妇幼保健院数据中心当前信息化网络布局，为保障平台的高可用性，采用链路控制器和域名的智能解析两种解决方案。

（1）通过链路控制器实现多点保障和高可用性。

链路控制器可以实现多条ISP线路接入，智能选取内部部署的应用服务器提供网络服务。链路控制器通常能够提供全套方案以应对WAN链路的各项挑战，包括性能、安全性、高可用性以及管理等方面。链路可用性高且简单易用。项目人员在链路控制器中设置规则，确定其中一个应用服务器出现故障或性能下降严重时服务请求的重新定向。

链路控制器的主要优点是简化了多连接部署操作。用户无需 ISP 配合、高容量带宽连接、指定的 IP 地址块、ASN 以及高端路由器，就能避免网络出现 ISP 故障。借助不依赖 BGP 技术的 DNS 技术来提供故障切换性能。链路控制器能够消除延迟、升级开支负担、效果欠佳的流量管理等多连接问题。链路控制器能够保证用户的链路可用，并且不会出现延迟或路由错误的情况。链路控制器管理简单高效。它可通过链路对象管理来管理多连接 ISP 链路，并通过链路带宽使用率实时和历史视图、多状态监视器来准确确定链路可用性。同时集成一些辅助管理工具，包括：

一是基于拓扑路由选择最佳 ISP 链路。使用链路控制器，用户能够基于用户位置路由多链路流量。实现原理：使用拓扑数据库和 IANA 表确定用户位置，然后根据预定义的策略路由所需链路流量。通过这种方式，能够根据用户位置选择最佳性能链路，从而获得最佳用户体验。由于上述方法能够提供多连接备选方案，并确保用户到达适当的所需 ISP 链路，因此，还有助于解决导致连接丢失的 ISP 对等争议问题。

二是用于编程控制的 iRules。能够根据 TCP/IP 参数（例如，源 IP、目标 IP 地址和端口等）路由多链路流量。借助 iRule（一种基于 TCL 脚本的语言），就能迅速定义策略（例如，根据应用类型、服务质量、客户端类型来分配链路流量），以提高应用性能。

（2）通过域名平台实现负载均衡和高可用性。

除了采用链路控制器来实现多点保障和高可用性外，还采用了负载均衡技术。如在 DNS 中为多个提供服务节点的地址配置同一个名字，而查询这个名字的客户机将得到其中一个地址，从而使得不同的客户访问不同的服务器，达到负载均衡的目的。动态 DNS 轮询实现起来简单，无需复杂的配置和管理，一般 Bind8. 2 以上的操作平台都能够运行。DNS 负载均衡是一种简单而有效的方法，能实现简单的轮流分配，可以进一步实现域名的智能解析。其智能解析的原理：使用内部 IP 表，并对其进行自动处理，用户向 DNS 服务器请求解析的时候判断用户所处方位和所使用的线路，把智能匹配出来、效率最优的网络地址返回给用户。多域名智能 DNS 负载均衡服务供应商通常还能提供故障监测转移功能。故障监测转移利用其内部程序自动监测服务器的状态，一旦其中一个节点的服务器出现故障，程序就会自动把故障服务器的 IP 从 DNS 平台里面剔除，以保证网站的正常访问。在部署方案中灵活应用负载均衡技术，实现多节点保障，任一设备或网络发生故障，运行良好的设备或网络都可以快速接管服务响应，确保日常业务正常进行。

2. 数据同步。

基于多点保障技术方案都存在一个共性问题，那就是数据同步问题。必须考虑如何保证在每一个节中产生的数据可以相互传递和复制，以确保多节点之间数据的一致性。西南区域自然人群出生队列数据平台统筹考虑了两种解决方案：一种是基于数据库同步软件实现同步，另一种是基于通信平台软件实现数据同步。本次平台建设主要采用数据库同步软件实现同步。

3. 机房内多点保障。

目前西南区域自然人群出生队列数据平台只部署在 A 省妇幼保健院数据中心，在机房内实现多点保障就十分重要。在机房内实现多点保障主要是通过智能交换机实现集群负载均衡。从目前 A 省妇幼保健院数据中心的设备情况来看，已经准备在机房内建设能进行负载均衡的应用集群。

在服务器和交换机之间加上负载均衡器，采用负载均衡技术以后，可以将客户的请求负载平均分配到每个服务器上。假设每个服务器能响应的请求为每秒 100 个，如果不采用负载均衡，那么该平台就只能达到每秒 100 个的响应，即使采用三台服务器，也有可能在不到每秒 300 个响应的时候就会出现某台服务器由于访问量过大而宕机的情况。如果某台服务器出现故障，则可能导致很多请求不能得到正确的响应。但如果我们在服务器和交换机之间加上了负载均衡器，采用负载均衡技术，不仅可以将客户的请求负载科学地分配到每个服务器上，还可以在服务器出现故障时自动将指向该服务器上的响应分担到其他服务器。如果数据量超出了服务器的响应能力，只需增加服务器数目就可以平滑升级。也就是说，负载均衡技术不仅可以维持网络平台中负载的均衡分配，还能够维护网络平台的高可用性运行，因而是保证网络平台高性能的重要技术。

通过负载均衡智能化技术，能够侦测到某台服务器不可用的信息，从而采取措施使会话恢复和重定向服务器使请求能够得到顺利应答。多址负载均衡器可以对客户发来的访问请求进行解析，计算出最佳地址，然后将该地址返回客户，使客户自动连接到对其请求来说最佳的数据服务器上。目前，西南区域自然人群出生队列数据平台使用一台负载均衡器，负载均衡技术支持负载均衡器之间的冗余工作，防止单点故障，下一步将主备两台负载均衡器。备用负载均衡器时刻监测主用负载均衡器的工作状况，如果发现故障，立即接管主用负载均衡器的工作，并且不中断现有负载均衡器的服务。

（二）灵活扩展

整个西南区域自然人群出生队列数据平台被划分为九类服务平台，每一类服务平台又拆分为若干个相对独立的子平台。这样做的主要目的是在实现多点保障的同时灵活部署，并根据用户实际工作需要进行配置管理，在软件组件化、平台技术架构以外提供更高层面的扩展性。

目前，整个西南区域自然人群出生队列数据平台部署在 A 省妇幼保健院数据中心，通过机房内的负载均衡技术部署应用服务集群。

A 省妇幼保健院在西南区域自然人群出生队列数据平台的设计中，始终站在全局视角对西南区域自然人群出生队列数据平台建设进行长远的规划与考虑。虽然，西南区域自然人群出生队列数据平台主要针对西南区域自然人群出生队列研究项目参研机构，但是从规划和设计阶段起，整个项目就在尽力满足需求和行业规范要求的前提下，力求能更好地服务西南区域卫生健康信息管理的长远全局工作。

第三章　平台功能

第一节　功能架构

根据西南区域自然人群出生队列数据平台建设要求，结合未来出生队列参研机构及服务机构的实际工作需要，以及基于面向服务的SOA平台技术架构思想和H-NET技术功能特点与要求，完成数据平台的整体设计。建设两个独立的业务平台：出生队列服务集成平台和数据集成平台。每一类平台将由若干个“松耦合”的组件化的子平台（子功能模块）所构成并承担起课题研究的工作。

一、服务集成平台

服务集成平台是以“智慧妇幼”平台为核心建设的，涵盖了“医患通、医联通”子平台的部分功能，是依据国家法规、政策、标准，结合我国各级妇幼保健和医疗卫生服务机构所承担的职责和工作特点设计研发的。整个平台以“医生”和“患者”为中心，围绕全生命周期妇女儿童健康服务业务，在医生与患者、医疗机构与医疗机构之间搭建永续、完整的课题研究取样服务与管理链条。服务集成平台建设内容见表4-3-1-1。

表4-3-1-1　服务集成平台建设内容

	智慧妇幼	解决问题	应用平台构成	适用课题参研机构
服务集成平台	医患通	问卷调查 妇幼保健	站内公告发布管理平台 站内邮箱服务平台 孕产妇健康管理服务平台 孕产妇健康问卷调查服务平台 儿童（0～3岁）健康管理服务平台 儿童（0～3岁）健康问卷调查服务平台	省级妇幼保健服务机构 市级妇幼保健服务机构 县级妇幼保健服务机构
	医联通	医联管理 项目管理	课题研究医联体综合管理平台 生物样本（条形码）管理平台	省级妇幼保健服务机构 市级妇幼保健服务机构 县级妇幼保健服务机构

二、数据集成平台

数据集成平台是以“智慧妇幼”平台为核心建设内容，涵盖“医医通、医研通、医政通”子平台的部分功能，依据国家法规、政策、标准，结合我国妇幼保健医疗卫生行业的核心业务特点及内容，构建的一个适用于各级妇幼保健医疗卫生服务机构开展业务数据综合汇集管理与应用的平台。它以居民个人电子健康档案“三维”模型为数据模型，针对全生命周期妇女儿童健康服务业务数据，不仅可以自动完成数据的收集、清洗、归档和分发应用，还可以围绕医疗、管理、政策、科研等方面展开基于大数据的综合分析与辅助决策应用。

数据集成平台建设内容见表4－3－1－2。

表4－3－1－2　数据集成平台建设内容

	智慧妇幼	解决问题	应用平台构成	适用课题参研机构
数据集成平台	医医通	互联互通 数据共享 业务协同 数据整合	数据交换与业务协同共享平台 全生命周期妇幼保健健康档案平台 全生命周期出生队列问卷档案平台	省级妇幼保健服务机构 市级妇幼保健服务机构 县级妇幼保健服务机构
	医研通	课题管理 科研分析	出生队列科研课题专项管理平台 妇女儿童疾病监测与分析管理平台 妇女儿童健康营养监测与管理平台	省级妇幼保健服务机构 市级妇幼保健服务机构 县级妇幼保健服务机构
	医政通	质量分析 绩效考核	妇幼保健服务质量监测平台 出生队列问卷调查质量监测平台 妇幼保健服务绩效考核平台 出生队列问卷调查绩效考核平台	省级妇幼保健服务机构 市级妇幼保健服务机构 县级妇幼保健服务机构

第二节　具体内容

在本次项目建设周期内，按照平台功能规划，开展了基于H－NET的出生队列服务和数据集成平台的建设。将基于H－NET新建的出生队列数据平台（服务和数据集成平台）通过数据交换引擎，实现区域内或跨地域的不同异构平台之间的数据高效流转与传输。

按照项目建设的工作要求，确保西南区域自然人群出生队列课题研究顺利开展，以及促进新建的西南区域自然人群出生队列数据平台与原有的第三方平台之间的业务数据的信息共享，实现对西南区域至少2万名孕妇及所生儿童进行追踪研究。本次平台建设主要包括四大部分内容。

第一部分，通过基于H－NET的数据集成平台的建设与部署应用，保证原有各个条线业务平台（包括A省妇幼卫生信息平台和A省妇幼保健院的HIS、

LIS 等系统）之间所需数据的高效流转，实现数据的集成和协同业务的集成。

第二部分，根据平台建设总体要求，设计研发核心业务平台，实现对课题研究的规范管理，收集研究所需信息，对研究对象进行电子档案建立、随访和管理，对参研机构进行质量和效率管理和考核。

第三部分，用于数据交换的接口程序的开发。由 H－NET 开发商提供统一的接口数据标准文档和接口程序。各个业务平台开发商据此完成与共享平台的接口程序开发，并实现不同异构平台之间的数据汇集与分发。

第四部分，根据各地实际工作需要，通过客户端信息采集手段，减少医务人员的信息采集工作量。

一、共享平台

围绕上述第一部分建设内容，展开数据交换与业务协同共享平台的子平台及平台功能建设，主要是依托 H－NET 自有构成组件二次研发实现。

基于 H－NET 的数据交换与业务协同共享平台见表 4－3－2－1。

表 4－3－2－1　基于 H－NET 的数据交换与业务协同共享平台

序号	平台名称	子平台	功能说明	备注
A－1	数据交换与业务协同共享平台	用户中心	实现集成平台以及与集成平台相关联第三方平台的平台用户和组织机构的基础信息统一化管理，即统一的身份认证。	
A－2		大数据储存	主要包括大数据计算和储存两个核心部分。其中，数据储存架构针对医疗服务数据特征，对孕前优生检查、婚前保健、孕期保健、产前筛查、产时保健、产后保健、出生医学证明、新生儿听力筛查、新生儿两病筛查等业务数据，采用“混合储存”的模式，按照数据的不同特性对这些数据进行储存与管理。	
A－3		中间件（数据协同平台）	为实现集成平台与第三方业务信息平台资源共享而设计研发的一个独立软件平台，是集成平台实现“互联互通，数据共享；高效统一，业务协同”的中枢，核心价值是解决平台间的数据精准共享和业务协同交互问题。	
A－4		安全审计	包括数据安全访问控制平台、日志管理平台和运行监控平台三部分内容。旨在建立保障集成平台安全运行体系，确保集成平台的高效统一运作。	

二、核心平台

围绕上述第二部分建设内容，完成出生队列服务数据平台相关子平台及功能建设，出生队列服务数据平台核心系统见表4−3−2−2。

表4−3−2−2　出生队列服务数据平台核心系统

平台名称	序号	子平台	平台功能	功能说明	备注
平台管理平台	1	平台管理平台	权限组管理	主要完成平台权限的角色管理（包括新增、修改、删除）、用户角色管理（包括建立用户与角色的关系、删除用户与角色的关系）和功能角色管理（包括建立功能与角色的关系、删除功能与角色的关系）。	
	2		用户管理	主要完成出生队列管理机构与参研机构用户的新增、修改、禁用，以及用户角色管理。	
	3		平台参数设置	主要完成平台运行的初始化参数的配置。	
	4	运维监测平台	平台监控	通过对服务器资源、操作平台资源、网络环境、软件应用环境（Redis、RabbitMQ、Jvm等）等各种资源的实时监控，保证平台的正常运行。	
服务集成平台	5	孕产妇健康管理服务平台	随访信息设置	主要完成出生队列课题研究中的涉及孕产妇的随访信息表设置、随访计划设置，以及随访提醒设置。	
	6		随访信息登记	主要完成出生队列课题研究中涉及孕产妇的随访信息登记和随访信息编辑，并对随访提醒信息进行处理。	
	7		随访信息查询	主要完成孕产妇随访信息的条件查询，并支持Excel导出。	
	8		随访信息分类统计	主要完成孕产妇随访信息的条件统计，并支持Excel导出。	
	9	孕产妇健康问卷调查服务平台	调查问卷	主要完成出生队列课题研究中涉及孕产妇孕早期、孕中期、孕晚期、分娩期、产后42天及婴儿情况调查表的信息收集、上报和审核。	
	10		调查问卷查询	主要完成孕产妇调查问卷的条件查询。	
	11		调查问卷分类统计	主要完成孕产妇调查问卷的条件统计。	
	12	儿童（0～3岁）健康管理服务平台	随访信息设置	主要完成出生队列课题研究中涉及0～3岁儿童的随访信息表设置、随访计划设置，以及随访提醒设置。	
	13		随访信息登记	主要完成出生队列课题研究中涉及0～3岁儿童的随访信息登记和随访信息编辑，并对随访提醒信息进行处理。	
	14		随访信息查询	主要完成儿童随访信息的条件查询。	
	15		随访信息分类统计	主要完成儿童随访信息的条件统计。	

续表4-3-2-2

平台名称	序号	子平台	平台功能	功能说明	备注
服务集成平台	16	儿童（0～3岁）健康问卷调查服务平台	调查问卷	主要完成出生队列课题研究中涉及儿童的出生缺陷儿登记表以及6月龄随访、1岁龄随访、2岁龄随访、3岁龄随访调查表的信息收集、上报和审核。	
	17		调查问卷查询	主要完成儿童调查问卷的条件查询。	
	18		调查问卷分类统计	主要完成儿童调查问卷的条件统计。	
	19	课题研究医联体综合管理平台	组织机构设置	主要完成出生队列课题管理参研机构的机构信息设置、组织机构编号、打印规则设置，以及机构用户权限设置。	
	20		组织机构管理	主要完成各级出生队列课题管理单位和参研机构的单位基本信息登记和日常维护（录入、修改、删减、查询、汇总、统计等）。	
	21	生物样本（条形码）管理平台	样本采集管理	主要由参研机构完成研究对象生物样本的采集，可根据研究对象的身份信息与平台中的电子专项档案进行匹配，同时根据实验类别生成专项样本标识码（条形码），完成样本采集工作。	
	22		样本上报管理	主要由参研机构完成样本采集，按照生物样本管理的要求完成样本的报送工作（逐级报送或直报）。	
	23		样本接收管理	主要由参研的实验室机构在接收样本的过程中，依据专项样本标识码（条形码）完成生物样本接收、质量控制。	
	24		样本结果导入和归档管理	主要由参研的实验室机构完成实验，将专项样本标识码（条形码）、实验结果导入平台中，平台以专项样本标识码（条形码）为线索完成实验对象与实验结果的匹配，并将实验数据归入电子专项档案。	
	25		样本管理——储存容器设置	主要完成出生队列研究对象生物样本储存容器的设置，包括自定义立式冰箱、自定义卧式冰箱、自定义液氮罐、自定义石蜡柜等。	
	26		样本管理——冻存架设置	主要完成出生队列研究对象生物样本冻存架的设置，包括立式冰箱冻存架设置、卧式冰箱冻存架设置、液氮罐冻存架设置等。	
	27		样本管理——冻存盒设置	主要完成出生队列研究对象生物样本冻存盒类型自定义。	
	28		样本管理——样本入库	主要完成出生队列研究对象生物样本入库的管理，支持打印标签流程样本入库、预制码样本流程入库、整版扫描批量入库三种方式。	

续表4－3－2－2

平台名称	序号	子平台	平台功能	功能说明	备注
服务集成平台	29	生物样本（条形码）管理平台	样本管理——样本信息查询	主要根据指定条件查询和统计生物样本信息，并支持批量导出。	
	30		样本管理——样本出库	主要完成出生队列研究对象生物样本出库的管理，支持出库保留位置、出库不保留位置、出库不保留信息、出库即可存入原位四种方式。	
	31		样本管理——批量信息编辑	主要完成对生物样本的编辑更新，包括指定条件批量更新和通过 Excel 表格批量更新。	
	32		样本源管理	主要完成对样本源的管理，包括样本源信息设置、样本源数据导入、样本源数据接口、样本源信息登记等。	
	33		样本源浏览	主要完成对样本源信息的条件查询和样本源信息的编辑。	
	34		样本源查询	主要完成对样本源信息的条件查询。	
	35		样本源分类统计	主要完成对样本源信息的条件统计。	
	36		出库审核管理——出库申请	主要完成由使用者提交出库样本申请单的填写、修改及上报。	
	37		出库审核管理——出库审核	主要完成由管理者对出库样本申请单的审核。	
	38		出库审核管理——过审出库	主要完成过审出库，审核通过后，由操作人员出库；审核不通过，将出库样本申请单发回提交申请者，并注明原因。	
	39		样本质量控制管理	主要完成质量控制计划设置，并对生物样本进行抽检，生成质量控制报告。	
数据集成平台	40	数据交换与业务协同共享平台	与第三方检测机构数据接口	已完成了与第三方检测机构的信息平台接口，实现了与实验数据的无缝对接。	
	41	出生队列问卷调查质量监测平台	孕产妇问卷调查质量监测管理	由参研机构对孕产妇调查问卷的相关数据进行长期、连续的跟踪，提供必要的支撑环境，实现对孕产妇问卷调查的监管和评价、孕产妇健康状况评估、孕产妇死亡发生率趋势变化及死因监测、孕产妇常见疾病发生趋势和干预效果监测等，达到提升孕产妇健康水平的目的。	
	42		儿童问卷调查质量监测管理	由参研机构对儿童调查问卷的相关数据进行长期、连续的跟踪，提供必要的支撑环境，实现对儿童问卷调查的监管和评价、儿童健康状况评估、儿童死亡发生率趋势变化及死因监测、儿童常见疾病发生趋势和干预效果监测、儿童伤害及伤残发生趋势的监测及预测预警，达到提升儿童健康水平的目的。	

续表4－3－2－2

平台名称	序号	子平台	平台功能	功能说明	备注
数据集成平台	43	出生队列问卷调查绩效考核平台	孕产妇问卷调查绩效考核管理	由参研机构记录和管理孕产妇人群监测信息，完善妇女保健服务监测管理机制。通过信息平台完成孕产妇调查问卷登记、上报、审核、提醒、统计分析等业务管理，实现对孕产妇问卷调查工作量的动态管理。	
	44		儿童问卷调查绩效考核管理	由参研机构记录和管理儿童人群监测信息，完善儿童保健服务监测管理机制。通过信息平台完成儿童调查问卷登记、上报、审核、提醒、统计分析等业务管理，实现对儿童问卷调查工作量的动态管理。	

三、接口开发

已由西南区域自然人群出生队列数据平台开发商提供统一的接口数据标准文档和接口程序，各个业务平台开发商据此完成与共享平台的接口程序开发，并实现不同异构平台之间的数据汇集与分发。

现已完成与第三方检测机构实验数据的对接。

四、客户端集成开发

根据平台建设要求，实现了微信公众号、APP、PC 端等终端设备的应用和数据库后台的统一整合，实现数据共享。

1. 依托 A 省妇幼保健院现有的微信公众号和 H－NET，围绕出生队列课题项目采用微信公众号的方式，提供面向抽样孕产妇及儿童的健康监测与互动服务。

2. 依托 A 省妇幼保健医院现有的 APP 和 H－NET，围绕出生队列课题项目丰富 APP 功能，提供面向抽样孕产妇及儿童的健康监测与互动服务。

第三节　未来展望

西南区域自然人群出生队列数据平台根据现有妇幼保健服务管理领域自身服务与管理需求，以个人全生命周期健康数据管理为核心进行建设，体现以人为本的医疗卫生科研信息管理平台一体化设计理念。平台建设充分考虑各个业务应用平台的统筹规划和资源整合，基于 H－NET 数据集成平台，搭建满足妇幼卫生业务域、高效统一的“平台级”业务管理共享数据中心，实现与相关业务应用平台的互联互通和信息共享。为进一步满足出生队列研究工作需求和充分发挥平台价值，平台仍需要不断升级完善和扩大应用范围。

1. 运用数据交换与业务协同共享系统，实现与院内 HIS、LIS、PACS 数据接口对接。

2. 运用数据交换与业务协同共享系统，实现与 A 省妇幼卫生信息大数据中心的对接。

3. 依托已完成的西南区域自然人群出生队列数据平台内容，逐步完成出生队列科研课题专项管理系统、妇女儿童疾病监测与分析管理系统、妇女儿童健康营养监测与管理系统等平台的建设工作。

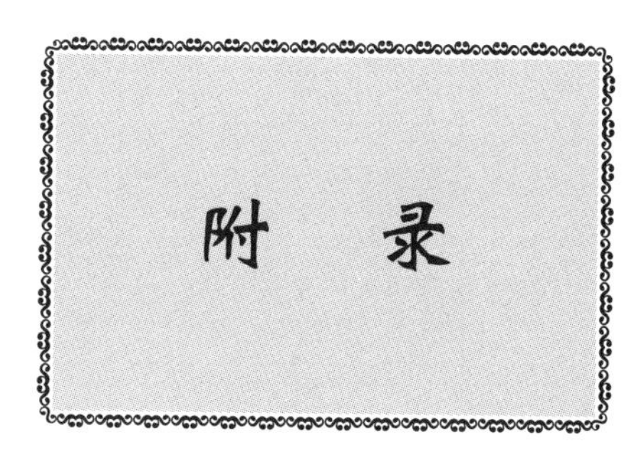
附 录

附件一　出生队列问卷调查说明及培训手册

一、问卷填写的总体要求

1. 准备充足的纸质问卷、队列标志贴，避免调查过程中发生问卷不充足问题。队列标志贴区分队列人群和非队列人群。

2. 提前熟悉调查问卷的结构和内容。

3. 调查点必须安静、宽敞，避免干扰。

4. 培训问卷的人员要相对固定。

5. 对每次新晋调查员进行培训，调查员轮换不可过于频繁。

6. 自填问卷有困难者由调查员对其进行访谈式调查。

7. 调查员在调查过程中态度认真、礼仪得体，按照问卷及填写说明合理询问。

8. 调查过程中，注意对身份证信息进行核对。

9. 孕妇填写问卷时，调查员向孕妇强调注意事项，调查员应全程在场，但不可诱导。

10. 问卷现场负责人（如护士）不定时抽查调查员是否一直在岗。

11. 食物部分：各种食物的量要以标准量为准，准备相应图片和标准容器（200mL 塑料杯、3.3 寸标准碗）。将容器说明附在容器旁边。

12. 调查员每完成 1 份调查问卷后进行自查并在问卷首页签字确认；应控制每份问卷中“不愿回答”“不详”的占比，对于该占比较高的问卷应考虑重复调查或剔除，核对几处身份证信息是否一致、跳转问题是否正确、联系人信息是否完善。检查完毕后，在问卷封面调查员处签字并填写当天日期。

13. 按要求尽量保证问卷的完整性、真实性、准确性。

14. 每天调查完毕后，质量控制员应对当日问卷进行整体审核，对缺项、填写不合理的数据或异常数据要及时追查原因并纠正，待完善后在问卷首页签字确认。

15. 出现书写错误时，应在不正确的信息上面从左上角到右下角划两条对角线。不正确信息应该仍然可读。调查员在空白处写上更正内容。工作人员在更正内容旁边签上自己的姓名并标注日期。

16. 问卷现场负责人归档时，检查问卷是否有钉牢固、全部问卷是否有缺页、当前及以前问卷个人码是否完整。对于未完成问卷应及时查明原因，当日电话回访调查对象补充完成。

17. 每位调查员都要及时总结当天调查遇到的问题，调查组汇总并总结，以促进后面的调查。

18. 信息保密，不随意谈论，不泄露。

二、调查对象入选及伦理学要求

（一）入选标准

①知情同意；②孕周≤13^{+6}周；③长期（3 年及以上）居住在研究地区。

（二）排除标准

①回答问题非常困难；②严重听力障碍和精神障碍；③拒绝加入队列的孕妇。

（三）知情同意

调查开始前，调查员向调查对象阐述研究的目的和意义，征得调查对象同意后方可开始调查。知情同意书以个人为单位签署，所有调查对象均需在知情同意声明部分的“被调查者/受试者”签名处签名。

（四）保密原则

调查员应对调查对象相关信息保密，不随意谈论，不泄露调查对象的相关信息。

附件二　调查现场督导手册

一、总则

（一）总体原则

重内容、轻形式、高效率，目的是促进质量提升。

为保障督导工作的高效开展，发挥每一分钟的价值，各省办在督导前需做好以下后勤保障工作。

（二）制度与组织保障

课题办公室现已成立督导专员小组，督导专员小组由课题负责人、课题组办公室人员、出生队列专家组以及Z大学项目办相关专家组成，开展针对各参研机构全覆盖式现场督导，包括进度督导（针对进度较慢的参研机构，摸清各单位课题实施进度、现场实际情况，帮助各参研机构梳理并优化课题流程，加快进度）、质量督导（针对进度较快的参研机构，通过现场观察、人员分工及工作制度询问、文档抽检、各类资料核查、生物样本核查等措施进行全方位的质量督导）。

（三）策略与技术保障

参见现场督导内容。

二、现场督导内容

通过现场观察、随机抽查询问、文档抽检、假扮调查对象等措施进行综合督导评价。

质量控制方法：每次随机抽查10名调查对象（孕妇+儿童）的各阶段调查表进行质量检查。

1. 完整性检查：检查每份原始问卷和计算机录入数据资料中各项目填写的完整性。

2. 准确性检查：①每份问卷填写方法的正确性，以及各项数据范围和逻辑关系的正确性。②在医院抄录监测区域内监测儿童的重大及常见病患病情况，包括医院诊断和诊断月龄，并与监测系统上报的信息进行核对，检查上报表卡填写信息是否正确。

3. 重复性检查：随机抽查 5 名调查对象，每名调查对象抽查 10 个问题，联系调查对象再次调查，比较两次调查的一致性。

4. 现场调查整体评价督导表见附表 1。

附表 1　现场调查整体评价督导表

督导指标	评价	描述
1. 提前做好并严格执行人员分工	是□　否□	
2. 任务负责人下现场及频次	是□　否□	
3. 任务负责人视察	是□　否□	
4. 有专门的现场质量控制人员	是□　否□	
5. 有相关的质量控制措施	是□　否□	
6. 资料的完整率为 100%	是□　否□	
7. 表卡中项目填写错误率＜1%	是□　否□	
8. 计算机录入错误率＜1‰	是□　否□	
9. 各级质量控制复核表卡的一致率＞99%	是□　否□	
整体评价描述：		

5. 现场调查督导表见附表 2。

附表 2　现场调查督导表

	督导指标	评价	描述
入组	1. 有专人负责	是□　否□	
	2. 资料（知情同意书）填写正确	是□　否□	
	3. 严格按照调查对象的纳入排除标准	是□　否□	
	4. 个人编码正确	是□　否□	
	5. 有明显队列提示标记	是□　否□	
	6. 现场调查处与检验科抽血处衔接顺畅，不存在漏采生物样本	是□　否□	
	7. 对于漏采生物样本的情况有补救措施	是□　否□	

续附表2

	督导指标	评价	描述
问卷调查负责人	8. 现场有固定调查员	是□ 否□	
	9. 调查员能解答一切问卷问题	是□ 否□	
	10. 调查员每完成一份问卷后自查并在首页签字确认	是□ 否□	
	11. 现场有固定质量控制员	是□ 否□	
	12. 质量控制员按要求在问卷完成当日进行整体审核，并签字确认	是□ 否□	
	13. 负责人及时发布并组织讨论问卷标准	是□ 否□	
环境	14. 问卷现场宽敞、安静	是□ 否□	
制度	15. 调查员工作制度合理	是□ 否□	
调查员及录入员	16. 调查员经过培训和考核	是□ 否□	
	17. 调查员核对调查对象身份	是□ 否□	
	18. 调查员询问技巧正确	是□ 否□	
	19. 录入员正确使用信息系统	是□ 否□	
	20. 录入员每月对当月完成调查问卷进行数据录入	是□ 否□	
	21. 录入员在录入过程中对问卷内容再一次进行复核	是□ 否□	
	22. 问卷审核员每月对当月录入完成调查问卷进行审核	是□ 否□	
	23. 负责人每月对当月完成调查问卷进行质量控制	是□ 否□	
	24. 负责人每月对信息系统与原始数据进行核对质量控制	是□ 否□	
登记处描述：			

6. 实验室质量控制督导表见附表3。

附表3 实验室质量控制督导表

督导指标	评价	描述
1. 有专业工作人员负责	是□ 否□	
2. 采血过程按照手册要求	是□ 否□	

续附表3

督导指标	评价	描述
3. 采用手册要求的真空采血管： 生物样本检测要求1管5mL非抗凝真空采血管，1管2mL EDTA抗凝管，1管2mL NaF抗凝管； 生物样本库的建立要求1管5mL非抗凝真空采血管，2管2mL EDTA抗凝管	是□　否□	
4. 分血过程按手册要求（1人7管）	是□　否□	
5. 分血过程注意避光	是□　否□	
6. 避光措施		
7. 血样的保存、转运、储存过程按手册要求	是□　否□	
8. 接收采尿杯时核对身份	是□　否□	
9. 采尿杯上的采尿码粘贴正确	是□　否□	

7. 现场采血督导表见附表4。

附表4　现场采血督导表

督导指标	评价	描述
1. 有充足的采血码与采血管	是□　否□	
2. 采血码提前并正确粘贴至采血管	是□　否□	
3. 采血后，3种管子均需轻柔颠倒混匀8次（5mL紫管、2mL紫管、2mL灰管）	是□　否□	
4. 采血后的采血管按顺序摆放	是□　否□	
5. 采血后及时将采血管放入4℃冰箱冷藏	是□　否□	
6. 按要求处理和暂时冻存生物样本	是□　否□	
7. 工作人员一直在岗	是□　否□	
8. 采血前核对调查对象身份	是□　否□	
9. 核对调查对象的调查编码与采血码、冻存管码一致	是□　否□	
10. 采血码正确粘贴至生物样本转运及接收登记表	是□　否□	
11. 检测公司运输人员和各参研机构生物样本处理工作人员按要求在生物样本采集及出入库登记表、生物样本转运及接收登记表上签字	是□　否□	
12. 生物样本冷链运输	是□　否□	
13. 各参研机构有充足的采血码、滤纸干血斑和滤纸干血斑采集卡	是□　否□	

续附表4

督导指标	评价	描述
14. 按要求制备和处理滤纸干血斑	是□　否□	
15. 采血码按要求粘贴至滤纸干血斑与采血卡的交界处	是□　否□	
16. 各参研机构按照要求暂存滤纸干血斑样本	是□　否□	
备注：1～12项，孕妇和1岁儿童采血质量控制时填写；7～16项，新生儿滤纸干血斑采血质量控制时填写。		

8. 各类资料核查。

（1）纸质调查问卷。

（2）生物耗材及条码。

（3）登记单。

（4）人员分工表、物资使用记录表、资料验收记录表、生物样品交接单等。

（5）编码。

9. 数据录入核查。

（1）录入进度情况。

（2）录入人员情况。

（3）当前录入问题。

（4）当前录入质量控制措施。

10. 质量控制措施落实情况核查。

（1）质量控制人员情况。

（2）质量控制措施内容。

（3）质量控制效果情况。

附件三　督导记录表

督导时间：________________________

接受督导单位：______________________________________

督导内容：________________________

督导类别：________________________

督导人员签字：________________________

	姓名	工作单位及职务
组长		
组员		

目前课题进展情况

单位名称	任务数	完成比（%）	基线调查完成数	孕早期调查完成数	孕中期调查完成数	孕晚期调查完成数	出生情况调查完成数	产后 42 天调查完成数
	六个月调查完成数	一岁调查完成数	累计失访例数	孕早期生化检测送检数	孕中期生化检测送检数	干血斑采集人数	儿童生化检测累计送检数	

工作评估（通过现场观察、人员分工及工作制度询问、文档抽检、各类资料核查、生物样本核查等措施进行全方位的综合督导）

现场工作流程梳理	
存在的问题及建议	
接受督导单位意见	（单位签章）

接受督导单位改进方案（根据督导组意见提出具体的改进方案）

（单位签章）

跟踪验证记录（督导组对接受督导单位改进情况的验证记录）

注：此表一式三份，接受督导单位一份，A省妇幼保健院一份，出生队列课题办公室一份。

附件四　孕产妇健康检查相关技术要求

本技术要求的内容主要来源于《孕前和孕期保健指南（第一版）》《孕产期保健工作管理办法》（卫妇社发〔2011〕56号）。西南区域自然人群出生队列研究工作须严格按照此要求对研究孕产妇进行健康检查。

一、孕期保健

孕期保健是指从确定妊娠之日开始至临产前，为孕妇及胎儿提供的系列保健服务。对妊娠应当做到早诊断、早检查、早保健。尽早发现妊娠合并症及并发症，及早干预。开展出生缺陷产前筛查和产前诊断。

（一）孕期保健内容

孕期保健内容包括健康教育与咨询指导、全身体格检查、产科检查及辅助检查。其中辅助检查包括基本检查项目和建议检查项目。基本检查项目为保证母婴安全基本的、必要的检查项目，建议检查项目根据当地疾病流行状况及医疗保健服务水平等实际情况确定。根据各孕期保健要点提供其他特殊辅助检查项目。

（二）孕期检查次数

根据我国孕期保健的现状和产前检查项目的需要，推荐的产前检查孕周分别是孕6～13^{+6}周、孕14～19^{+6}周、孕20～24周、孕24～28周、孕30～32周、孕33～36周、孕37～41周。有高危因素者，酌情增加次数。

（三）初诊和复诊内容

1. 首次产前检查（孕6～13^{+6}周）。

（1）健康教育及指导：①对流产的认识和预防。②营养和生活方式指导。③继续补充叶酸0.4～0.8mg/d至孕3个月，有条件者可继续服用含叶酸的复合维生素。④避免接触有毒有害物质，避免密切接触宠物。⑤慎用药物。⑥必要时，孕期可接种破伤风疫苗或流感疫苗。⑦改变不良生活习惯及生活方式。⑧保持心理健康。

（2）常规保健：①建立孕期保健手册。②仔细询问月经情况，确定孕周，推算预产期。③评估孕期高危因素：孕产史，特别是不良孕产史，生殖道手术史，有无胎儿畸形或幼儿智力低下，孕前准备情况，本人及配偶家族史和遗传病史。注意有无妊娠合并症，及时请相关学科会诊，不宜继续妊娠者应告知并及时终止妊娠，高危妊娠继续妊娠者，评估是否转诊。本次妊娠有无阴道出血，有无可能致畸的因素。④身体检查：测量血压、体质量，计算体质指数（BMI）；常规妇科检查（孕前3个月未做者）；胎心率测定（采用多普勒听诊，孕12周左右）。

（3）必查项目：①血常规。②尿常规。③血型（ABO和Rh）。④肝功能。⑤肾功能。⑥空腹血糖。⑦HBsAg。⑧梅毒螺旋体。⑨HIV筛查（注：孕前6个月已查的项目，可以不用重复检查）。

（4）备查项目：①丙型肝炎病毒（HCV）筛查。②抗D滴度（Rh阴性者）。③75g OGTT（高危孕妇或有症状者）。④地中海贫血筛查（高危地区）。⑤甲状腺功能检测。⑥血清铁蛋白（血红蛋白<105g/L者）。⑦PPD试验（高危孕妇）。⑧宫颈细胞学检查（孕前12个月未检查者）。⑨宫颈阴道分泌物检测淋球菌和沙眼衣原体（高危孕妇或有症状者）。⑩细菌性阴道病（BV）检测（早产史者）。⑪胎儿染色体非整倍体异常的早孕期母体血清学筛查。注意事项：空腹，超声检查确定孕周，确定抽血当天的体质量。高危者，可考虑绒毛活检或联合孕中期血清学筛查结果再决定羊膜腔穿刺检查。⑫超声检查。在早孕期行超声检查，确定宫内妊娠和孕周、胎儿是否存活、胎儿数目或双胎绒毛性质、子宫附件情况。在孕11～13^{+6}周超声检查测量胎儿颈后透明层厚度（NT），核定孕周。⑬绒毛活检（孕10～12周），主要针对高危孕妇。⑭心电图检查。

2. 孕14～19^{+6}周产前检查。

（1）健康教育及指导：①对流产的认识和预防。②妊娠生理知识。③营养和生活方式指导。④孕中期胎儿染色体非整倍体异常筛查的意义。⑤血红蛋白<105g/L，血清铁蛋白<12μg/L，补充元素铁60～100mg/d。⑥开始补充钙剂，600mg/d。

（2）常规保健：①分析首次产前检查的结果。②询问阴道出血、饮食、运动情况。③身体检查：测量血压、体质量，评估孕妇体质量增长是否合理；宫底高度和腹围，评估胎儿体质量增长是否合理；胎心率测定。

（3）必查项目：无。

（4）备查项目：①胎儿染色体非整倍体异常的孕中期母体血清学检查（孕15～20周，最佳检测孕周为16～18周）。注意事项：同孕早期血清学筛查。②羊膜腔穿刺检查胎儿染色体核型（孕16～21周，针对预产期时孕妇年龄≥35岁或高危人群）。

3. 孕20～24周产前检查。

（1）健康教育及指导：①对早产的认识和预防。②营养和生活方式指导。③胎儿系统超声筛查的意义。

（2）常规保健：①询问胎动、阴道出血、饮食、运动情况。②身体检查同孕 $14 \sim 19^{+6}$ 周产前检查。

（3）必查项目：①胎儿系统超声筛查（孕 18～24 周）。②血常规、尿常规。

（4）备查项目：宫颈评估（超声测量宫颈长度）。

4. 孕 24～28 周产前检查。

（1）健康教育及指导：①对早产的认识和预防。②妊娠期糖尿病（GDM）筛查的意义。

（2）常规保健：①询问胎动、阴道出血、宫缩、饮食、运动情况。②身体检查同孕 $14 \sim 19^{+6}$ 周产前检查。

（3）必查项目：①GDM 筛查。先行 50g 葡萄糖筛查（GCT），如血糖≥7.2 mmol/L 且≤11.1 mmol/L，则行 75g OGTT；若≥11.1 mmol/L，则测定空腹血糖。国际上最近推荐的方法是可不必先行 50g GCT，有条件者可直接行 75g OGTT，孕期正常上限为空腹血糖 5.1 mmol/L，1 小时血糖为 10.0mmol/L，2 小时血糖为 8.5mmol/L；或者以检测空腹血糖作为筛查标准。②尿常规。

（4）备查项目：①抗 D 滴度复查（Rh 阴性者）。②宫颈阴道分泌物检测胎儿纤维连接蛋白（fFN）水平（早产高危者）。

5. 孕 30～32 周产前检查。

（1）健康教育及指导：①分娩方式指导。②开始注意胎动。③母乳喂养指导。④新生儿护理指导。

（2）常规保健：①询问胎动、阴道出血、宫缩、饮食、运动情况。②身体检查同孕 $14 \sim 19^{+6}$ 周产前检查。③胎位检查。

（3）必查项目：①血常规、尿常规。②超声检查：胎儿生长发育情况、羊水量、胎位、胎盘位置。

（4）备查项目：早产高危者，超声测量宫颈长度或宫颈阴道分泌物检测 fFN 水平。

6. 孕 33～36 周产前检查。

（1）健康教育及指导：①分娩前生活方式指导。②分娩相关知识（临产的症状、分娩方式指导、分娩镇痛）。③新生儿疾病筛查。④抑郁症的预防。

（2）常规保健：①询问胎动、阴道出血、宫缩、皮肤瘙痒、饮食、运动、分娩前准备情况。②身体检查同孕 30～32 周产前检查。

（3）必查项目：尿常规。

（4）备查项目：①孕 35～37 周 B 族链球菌（GBS）筛查，具有高危因素的孕妇（如合并糖尿病、前次妊娠出生的新生儿有 GBS 感染等），取肛周与阴道下 1/3 的分泌物培养。②孕 32～34 周肝功能、血清胆汁酸检测（ICP 高发病率地区）。③孕34 周开始 NST 检查（高危孕妇）。④心电图复查（高危孕妇）。

7. 孕37~41周产前检查。

(1) 健康教育及指导：①分娩相关知识（临产的症状、分娩方式指导、分娩镇痛）。②新生儿免疫接种指导。③产褥期指导。④胎儿宫内情况的监护。⑤妊娠超过41周，住院并引产。

(2) 常规保健：①询问胎动、宫缩、见红情况。②身体检查同孕30~32周产前检查。③行宫颈检查及Bishop评分。

(3) 必查项目：①超声检查，评估胎儿大小、羊水量、胎盘成熟度、胎位和脐动脉S/D等。②NST检查（每周一次）。

(4) 备查项目：无。

二、分娩期保健

分娩期应当对孕产妇的健康情况进行全面了解和动态评估，加强对孕产妇与胎儿的全产程监护，积极预防和处理分娩期并发症，及时诊治妊娠合并症。

（一）全面了解孕产妇情况

1. 接诊时详细询问孕期情况、既往史和生育史，进行全面体格检查。

2. 进行胎位、胎先露、胎心率、骨盆检查，了解宫缩、宫口开大及胎先露下降情况。

3. 辅助检查。

(1) 全面了解孕期各项辅助检查结果。

(2) 基本检查项目：血常规、尿常规、凝血功能。孕期未进行血型、肝肾功能、乙肝表面抗原、梅毒血清学检测者，应进行相应检查。

(3) 建议检查项目：孕期未进行艾滋病病毒检测者，入院后应进行检测，并根据病情需要适当增加其他检查项目。

4. 快速评估孕产妇健康、胎儿生长发育及宫内安危情况；筛查有无妊娠合并症与并发症，以及胎儿有无宫内窘迫；综合判断是否存在影响阴道分娩的因素；接诊的医疗保健机构根据职责及服务能力，判断能否承担相应处理与抢救，及时决定是否转诊。

5. 及早识别和诊治妊娠合并症及并发症，加强对高危孕产妇的监护，密切监护孕产妇生命体征，及时诊治妊娠合并症，必要时转诊或会诊。

（二）进行保健指导

1. 产程中应当以孕产妇及胎儿为中心，提供全程生理及心理支持、陪伴分娩等人性化服务。

2. 鼓励阴道分娩，减少不必要的人为干预。

（三）对产妇和胎婴儿进行全产程监护

1. 及时识别和处理难产。

（1）严密观察产程进展，正确绘制和应用产程图，尽早发现产程异常并及时处理。无处理难产条件的医疗保健机构应当及时转诊。

（2）在胎儿娩出前严格掌握缩宫素应用指征，并正确使用。

（3）正确掌握剖宫产医学指征，严格限制非医学指征的剖宫产。

2. 积极预防产后出血。

（1）对有产后出血危险因素的孕产妇，应当做好防治产后出血的准备，必要时及早转诊。

（2）胎儿娩出后应当立即使用缩宫素，并准确测量出血量。

（3）正确、积极处理胎盘娩出，仔细检查胎盘、胎膜、产道，严密观察子宫收缩情况。

（4）产妇需在分娩室内观察 2 小时，由专人监测生命体征、宫缩及阴道出血情况。

（5）发生产后出血时，应当及时查找原因并进行处理，严格执行产后出血的抢救常规及流程。若无处理能力，应当及时会诊或转诊。

3. 积极预防产褥感染。

（1）助产过程中须严格无菌操作。进行产包、产妇外阴、接生者手和手臂、新生儿脐带的消毒。

（2）对有可能发生产褥感染的产妇要合理应用抗生素，做好产褥期卫生指导。

4. 积极预防新生儿窒息。

（1）产程中密切监护胎儿，及时发现胎儿窘迫，并及时处理。

（2）胎头娩出后及时清理呼吸道。

（3）及早发现新生儿窒息，并及时复苏。

（4）所有助产人员及新生儿科医生，均应当熟练掌握新生儿窒息复苏术，每次助产均须有 1 名经过新生儿窒息复苏术培训的人员在场。

（5）新生儿窒息复苏器械应当完备，并处于功能状态。

5. 积极预防产道裂伤和新生儿产伤。

（1）正确掌握手术助产的指征，规范实施助产技术。

（2）认真检查软产道，及早发现损伤，及时修补。

（3）对新生儿认真查体，及早发现产伤，及时处理。

三、产褥期保健

（一）住院期间保健

1. 产妇保健。

（1）正常分娩的产妇至少住院观察24小时，及时发现产后出血。

（2）加强对孕产期合并症和并发症的产后病情监测。

（3）创造良好的休养环境，加强营养、心理及卫生指导，注意产妇心理健康。

（4）做好婴儿喂养及营养指导，提供母乳喂养的条件，进行母乳喂养知识和技能、产褥期保健、新生儿保健及产后避孕指导。

（5）产妇出院时，进行全面健康评估，对有合并症及并发症者，应当转交产妇住地的医疗保健机构继续实施高危管理。

2. 新生儿保健。

（1）新生儿出生后1小时内，实行早接触、早吸吮、早开奶。

（2）对新生儿进行全面体检和胎龄、生长发育评估，及时发现异常，及时处理。做好出生缺陷的诊断与报告。

（3）加强对高危新生儿的监护，必要时应当转入有条件的医疗保健机构进行监护及治疗。

（4）进行新生儿疾病筛查及预防接种。

（5）出院时对新生儿进行全面健康评估。对有高危因素者，应当转交当地医疗保健机构实施高危新生儿管理。

（二）产后42天健康检查

（1）了解产褥期基本情况。

（2）测量体重、血压，进行盆腔检查，了解子宫复旧及伤口愈合情况。

（3）对孕产期有合并症和并发症者，应当进行相关检查，提出诊疗意见。

（4）提供喂养、营养、心理、卫生及避孕指导。

参考资料

参考资料

[1] 李立明，吕筠. 大型前瞻性人群队列研究进展 [J]. 中华流行病学杂志，2015，36 (11)：1187－1189.

[2] 杨梦洁，杨宇辉，郭宇航，等. 大数据时代下精准医疗的发展现状研究 [J]. 中国数字医学，2017，12 (9)：27－29.

[3] 陶芳标. 儿童健康促进应始于生命的孕育阶段 [J]. 中华预防医学杂志，2016 (2)：105－109.

[4] 董文斌，雷小平. 大数据时代出生队列研究的新趋势 [J]. 西部医学，2015，27 (5)：641－644.

[5] 胡志斌. 建设高质量出生队列支撑全生命周期人群健康研究 [J]. 中华预防医学杂志，2018，52 (10)：973－975.

[6] 程代娟. 马鞍山市出生缺陷的队列研究 [D]. 合肥：安徽医科大学，2010.

[7] 李飞扬，陶芳标. 纽约上州儿童出生队列研究 [J]. 中国妇幼健康研究，2017，28 (4)：484－486.

[8] 王磊，于伟平. 全球范围内的出生队列合作研究 [J]. 中国儿童保健杂志，2014，22 (10)：1055－1057.

[9] 陶芳标. 生命历程理论整合于孕前和孕期保健研究与实践 [J]. 中国公共卫生，2013，29 (7)：937－939.

[10] 王慧，陈培战，张作文，等. 我国人群队列研究的现状、机遇与挑战 [J]. 中华预防医学杂志，2014 (11)：1016－1021.

[11] 沈洪兵. 重视大型队列研究的人才梯队建设和技术储备 [J]. 中华预防医学杂志，2014，48 (7)：547－548.

[12] Buck Louis G M，Hediger M L，Bell E M，et al. Methodology for establishing a population-based birth cohort focusing on couple fertility and children's development，the upstate KIDS study [J]. Paediatric and Perinatal Epidemiology，2014，28 (3)：191－202.

[13] Stephen E H，Chandra A，King R B. Supply of and demand for assisted reproductive technologies in the United States：clinic-and population-based date，

1995—2010 [J]. Fertility and Sterility，2016，105 (2)：451-458.

[14] Biological Resource Centres：Underpinning the Future of Life Sciences and Biotechnology [M/OL]. http://www. sourceoecd. org/sciencelT/9264186905.

[15] Coppola L，Cianflone A，Grimaldi A M，et al. Biobanking in health care：evolution and future directions [J]. Journal of Translational Medicine，2019，17 (1)：172.

[16] 曹宗富，曹彦荣，马立广，等. 中国人类遗传资源共享利用的标准化研究 [J]. 遗传，2008，30 (1)：51-58.

[17] 褚嘉祐，杨昭庆，钱亚屏，等. 中华民族永生细胞库的建立 [J]. 国际遗传学杂志，2008，31 (4)：241-247，301.

[18] 李海燕，张雷，张雪娇，等. 北京重大疾病临床数据和样本资源库建设成果初探 [J]. 中华医院管理杂志，2013，29 (11)：863-865.

[19] ISO. ISO 9001：2015 Quality management systems Requirements [EB/OL]. https:// www. iso. org/standard/62085. html.

[20] ISO. ISO 20387：2018 Biotechnology Biobanking General requirements for biobanking [EB/OL]. https://www. iso. org/standard/67888. html.

[21] 中国合格评定国家认可委员会. CNAS 完成我国首家生物样本库认可现场评审试点工作 [EB/OL]. https://www. cnas. org. cn/tpxw/897333. shtml.

[22] 习奇志，左永艳，曾强，等. 医学实验室 ISO 15189 质量管理体系文件的建立及文档的规范管理 [J]. 中国医药导报，2016，13 (32)：174-176.

[23] 季加孚. 生物样本库的能力建设与最佳实践 [M]. 北京：科学出版社，2013.

[24] 2012 best practices for repositories collection，storage，retrieval，and distribution of biological materials for research international society for biological and environmental repositories [J]. Biopreserv Biobank，2012，10 (2)：79-161.

[25] Kim S J，Dix D J，Thompson K E，et al. Effects of storage，RNA extraction，genechip type，and donor sex on gene expression profiling of human whole blood [J]. Clinical Chemistry，2007，53 (6)：1038-1045.

[26] Radom-Aizik S，Zaldivar F J，Leu S Y，et al. Effects of exercise on microRNA expression in young males peripheral blood mononuclearcells [J]. Clinical and Translational Science，2012，5 (1)：32-38.

[27] Kahn N，Riedlinger J，Roeβler M，et al. Blood-sampling collection prior to surgery may have a significant influence upon biomarker concentrations

measured [J]. Clinical Proteomics，2015，12 (1)：17.

[28] 郭丹，王安琪，孙健，等. 浅谈生物样本的质量保证与质量控制 [J]. 中华临床实验室管理电子杂志，2017，5 (1)：36−45.

[29] Grady C，Eckstein L，Berkman B，et al. Broad consent for research with biological samples：workshop conclusions [J]. The American Journal of Bioethics，2015，15 (9)：34−42.

[30] 赵励彦，范贞，刘瑞爽，等. 生物样本库的伦理审查 [J]. 中国医学伦理学，2020，33 (20)：345−348.

[31] Strech D. Ethical review of biobank research：should RECs review each release of material from biobanks operating under an already- approved broad consent and data protection model [J]. European Journal of Medical Genetics，2015，58 (10)：545−549.

[32] 胡志斌，杜江波，徐欣，等. 中国国家出生队列建设背景和设计简介 [J]. 中华流行病学杂志，2021，42 (4)：569−574.

[33] 杜江波，陶诗瑶，林苑，等. 云端信息平台在中国国家出生队列建设与研究中的应用 [J]. 中华流行病学杂志，2021，42 (4)：586−590.

[34] 胡志斌. 中国出生队列建设和应用探索 [C] // 中国生理学会生殖科学专业委员会中国动物学会生殖生物学分会第二次联合学术年会暨生殖科学专业委员会第二次学术交流会和生殖生物学分会第十六次学术年会论文集. 2017.

[35] 胡志斌. 建设高质量出生队列支撑全生命周期人群健康研究 [J]. 中华预防医学杂志，2018，52 (10)：973−975.

[36] 熊昌辉，颜艳，谭珊，等. 出生队列文档框架和内容模块创建 [J]. 中国医院统计，2015，22 (6)：401−406.

[37] 夏彦恺，蒋涛，刘聪，等. 中国国家出生队列研究质量控制策略与措施 [J]. 中华流行病学杂志，2021，42 (4)：575−578.

[38] 金力. 人群健康大型队列建设的思考与实践 [M]. 北京：人民卫生出版社，2015.

[39] 胡晓云，孙剑. 我国乙型肝炎长期随访队列建设的现状与展望 [J]. 临床肝胆病杂志，2017 (8)：1454−1457.

[40] 叶玉伟. 高发区胃癌防控策略及前瞻性队列建设研究 [D]. 兰州：兰州大学，2017.

[41] 杜江波，丁叶，黄磊，等. 中国国家出生队列孤独症谱系障碍亚队列建设概况 [J]. 中华流行病学杂志，2021，42 (4)：591−596.

[42] 杨景丽，黄文雅，黄佩瑶，等. 中国队列研究建立和发展现状 [J]. 中国

公共卫生，2019，35 (10)：1393—1399.
[43] 白宇鸽，徐玲，段学宁，等. 中国乳腺癌专病队列研究：临床队列的设计与初步结果 [J]. 中华流行病学杂志，2020，41 (12)：2046—2052.
[44] 陈建国. 启东农村现场肝癌早筛早诊队列建设与应用 [C] // 中国医药生物技术协会，中国医学科学院，2017.
[45] 李婷婷. 基于精准医学的自然人群队列信息管理平台建设 [J]. 现代信息科技，2020，4 (6)：132—134.
[46] 余灿清，刘亚宁，吕筠，等. 大型人群队列研究数据管理团体标准解读 [J]. 中华流行病学杂志，2019，40 (1)：17—19.
[47] 卞铮，李立明，许祥，等. 大型人群队列现场调查管理技术规范团体标准解读 [J]. 中华流行病学杂志，2019，40 (7)：753—755.
[48] 王笑峰，金力. 大型人群队列研究 [J]. 中国科学：生命科学，2016，46 (4)：406.
[49] 黄佩瑶，杨景丽，黄文雅，等."一带一路"国家前瞻性自然人群队列研究现状及其与荷兰队列对比分析 [J]. 中国公共卫生，2020，36 (12)：1759—1762.
[50] 蔡晗，刘丽媛，王斐，等. 中国乳腺癌专病队列研究：泛共享生物样本库的建设与进展 [J]. 中华流行病学杂志，2020，41 (12)：2053—2058.
[51] 俞顺章. 大型队列与生物样本库的建设 [C] // 第四届中国生物样本库国际研讨会暨国际临床和转化医学论坛之生物样本库分论坛，2014.
[52] 蒋杨倩，胡志斌，杜江波，等. 中国国家出生队列研究调查对象的基线特征分析 [J]. 中华流行病学杂志，2021，42 (4)：579—585.
[53] 李琦，高玉堂，刘大可，等. 上海市不同出生队列妇女月经生育等因素变化趋势分析 [J]. 肿瘤，2004，24 (6)：530—533.
[54] 王磊，陶芳标，郝加虎，等. 孕早期呕吐与不良妊娠结局关系出生队列研究 [J]. 中国公共卫生，2013，29 (7)：940—944.
[55] 陶芳标. 开拓我国儿童早期发育与终生健康关系的出生队列研究 [J]. 中国学校卫生，2006，27 (9)：737—738.